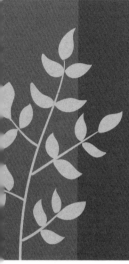

叙事护理典型案例

主　编　陈翠萍　范理宏

副主编　施伟慧　宋瑞梅　金　逸　金晓红

编者名单（以姓氏笔画为序）

王　芳	王　怡	王　玲	王可可	王笑笑	叶海燕	吉海云	朱唯一
刘　菲	刘永珍	刘晓青	江　溶	江　黎	李　丹	李　伟	李　莉
李　婕	李锋娜	杨亚佳	杨诗侬	吴　娟	吴海秀	吴雯君	钊轶男
何　丽	汪　静	沈　麒	沈文俊	迟春薇	张　瑶	张竣竣	陈　琳
陈蜜蜜	范春燕	罗　佳	岳伟伟	金爱萍	周静杰	周慧珑	荀林娟
胡梦燕	胡毓敏	俞武贵	施培霞	姜金霞	袁　媛	袁　静	贾苗苗
倪叶彬	徐　婷	奚玉洁	黄莉莉	曹兴燕	屠奕超	董　琼	董晗琼
韩　颖	程　琳	楼陈悦	颜叶超				

U0352395

人民卫生出版社

·北京·

图书在版编目（CIP）数据

叙事护理典型案例 / 陈翠萍，范理宏主编 . —北京：
人民卫生出版社，2024.9
ISBN 978-7-117-35259-8

Ⅰ. ①叙… Ⅱ. ①陈…②范… Ⅲ. ①护理学 – 病案
Ⅳ. ①R47

中国国家版本馆 CIP 数据核字（2023）第 176149 号

人卫智网 www.ipmph.com	医学教育、学术、考试、健康，	
	购书智慧智能综合服务平台	
人卫官网 www.pmph.com	人卫官方资讯发布平台	

叙事护理典型案例
Xushi Huli Dianxing Anli

主　　编：陈翠萍　　范理宏
出版发行：人民卫生出版社（中继线 010-59780011）
地　　址：北京市朝阳区潘家园南里 19 号
邮　　编：100021
E - mail：pmph @ pmph.com
购书热线：010-59787592　　010-59787584　　010-65264830
印　　刷：三河市宏达印刷有限公司
经　　销：新华书店
开　　本：889 × 1194　　1/32　　印张：7
字　　数：187 千字
版　　次：2024 年 9 月第 1 版
印　　次：2024 年 9 月第 1 次印刷
标准书号：ISBN 978-7-117-35259-8
定　　价：40.00 元

打击盗版举报电话：010-59787491　　E-mail：WQ @ pmph.com
质量问题联系电话：010-59787234　　E-mail：zhiliang @ pmph.com
数字融合服务电话：4001118166　　E-mail：zengzhi @ pmph.com

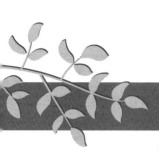

序 言

　　2001 年 1 月,美国内科医生 Charon 在《内科学年报》(*Ann Intern Med*)上发表《叙事医学:形式、功能和伦理》一文。首次提出叙事医学(narrative medicine)的概念。同年 10 月,Charon 发表文章,正式发起了"叙事医学"运动。近年来,叙事医学教育在国外高等医学院校逐渐兴起。据美国医学院协会统计,在 2009 年调查的 125 所医学院校中,至少有 59 所将某种形式的叙事医学作为必修课。叙事医学指的是一种医疗模式,在该模式中具有叙事能力(narrative competency)的临床医生通过认识、吸收、解释、回应患者的故事和困境,来为其提供充满尊重、共情和生机的医疗照护。在临床医疗工作中,护士相比于医生接触、陪伴和照护患者的机会更多,更容易发现患者的心理和精神需求。2013 年,姜安丽教授首次将叙事的理论和方法引入护理学领域,借鉴叙事医学的概念派生出叙事护理。叙事护理是一种护理模式,在该模式中护士通过倾听患者的故事,运用适当的问话,帮助患者找出遗漏片段,使问题外化,从而引导患者重构积极故事,以使患者从自己的故事中重新诠释生命的意义。

　　本书汇总了近 50 例源于临床各专科典型的叙事护理实践案例,案例通过背景介绍和实际情景对话的形式展现叙事护理的实践过程,让读者能够充分理解叙事护理的实践方式。从这些案例中我们可以看到,护士将自己与患者及其家属置于平等的地位,关注患者疾病背后的情感、精神及社会关系上的变化,以倾听、回应的姿态进入患者的故事中,关注故事的意义,理解患者的疾病体验和疾苦困境,运用叙事护理五大核心技术,即外化、解构、改写、外部见证人和治疗文件与患者进行深入、有效的沟通和交流。一方面,引导患者疏泄情绪,感受关怀和温暖;

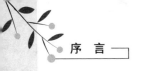

另一方面,启发患者对自身故事进行多角度思考,发现自身潜在的力量,从而利于疾病预后。叙事护理不仅仅是与患者在身体上,更是在心理上的相遇,在帮助患者重建故事意义的过程中还体现了叙事护理的技术。叙事护理以一种人文属性的护理方式出现,是对人性化护理服务的补充,这也是叙事护理的精髓所在。

随着科学技术的进步,人们从某种程度上忽视了医学的人文属性,在冰冷的诊断指标和机械的护理操作面前,患者面对疾病的困苦常常无所适从。为了推动人文走向临床,拓宽人文护理的实践途径,进一步弥合技术与人性的鸿沟,本书应运而生。通过对本书叙事案例的学习,可让临床护士和护生掌握叙事能力,并能在临床上开展叙事护理实践活动。这不仅有助于优质护理服务的贯彻落实,更有助于为患者提供更为人性化的护理照护。

本书在编写过程中,全体编者相互合作,不辞辛苦,对叙事护理在临床实践中的应用反复斟酌探索,并得到同济大学多位专家在内容把控方面的支持,在此深表感谢!

陈翠萍

2024 年 7 月

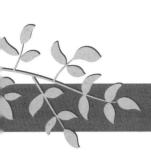

目　录

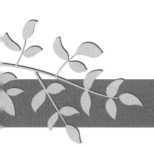

第一章

呼吸系统疾病患者的叙事护理

第一节　自发性气胸患者的叙事护理

　　自发性气胸,以青年男性且体形瘦高者为好发人群,导致其发生的主要病因就是肺大疱的破裂,如有吸烟史则增加了其患自发性气胸的风险。自发性气胸发病时会导致患者出现剧烈的胸痛和呼吸困难症状,该病发病急、病情变化快且凶险,如未得到及时救治可发展为窒息,甚至死亡,临床上以手术治疗为主。由于患者缺乏对疾病和治疗的知识,故易出现焦虑、烦躁等不良情绪。

【案例介绍】

　　王某,男性,28岁,未婚,销售经理,身高182cm,体重55kg,患者主诉胸闷、胸痛3小时。问其病史,无心脏、肺部疾病,既往吸烟时间 >10年,有饮酒史。诊断:自发性气胸。入院完善相关检查后,在急诊全身麻醉(简称"全麻")下行胸腔镜下右肺大疱切除术,手术顺利,术后切口处留置胸腔闭式引流管一根,予以妥善固定,做好术后指导。术后第3天,王某因不能按计划拔管出院而表现出焦虑、急躁的情绪反应。

【叙事护理】

1. 叙说故事

　　术后第3天早晨,我来到病房进行晨间护理时,发现王某皱起眉头,不停抱怨自己因高热而不能拔管。于是我走近王某,轻拍了王某的肩膀。

我："您哪里不舒服呢？我非常乐意帮助您。"

王某："我从小身体就不太好，经常感冒，不过自己吃点感冒药也就好了。我还有过敏性鼻炎，最近几年偶有鼻塞，喷点鼻炎喷剂鼻子就通气了。可这次很倒霉，一生病就动了大手术，好不容易等到快拔管出院，行李都收拾好了，可结果却因高热而不能拔管。哎，原本明天约好见客户的，这下要放鸽子了，我的一笔销售大单就这样没了，今年销售业绩不达标会影响我升职加薪。"

2. 问题外化

我："您现在感觉怎么样呢？"

王某："我感觉身体就像被绳子捆住一样，手脚不能动，呼吸困难，总是觉得有东西压着自己，但自己又动弹不得，特别难受。"

问题外化详见表 1-1-1。

表 1-1-1　问题外化

步骤	内容
问题命名	身体动弹不得，难受
询问影响	影响工作计划、升职加薪
评估影响	不是自己想要的生活
论证评估	恢复到以前的生活

3. 问题解构

我："我能理解您的心情，您是一个事业心很强的小伙子，可是医生要为您的病情负责。如果发热，确实不能让您出院，在这种时候您觉得身体重要还是工作重要？"

王某："当然是身体重要，身体是革命的本钱啊。"

我："所以现在您要养好身体，出院后才能好好打拼事业。"

王某："不瞒您说，我今年刚买了新房，贷款压力很大，所以才急着出院去见我的大客户。"

我："我能理解,现在房价那么高,还贷的压力肯定很大。那您觉得您在工作中做得怎么样?"

王某："同事觉得我还是比较努力、踏实的,工作也还算有能力。"

我："那您觉得您在生活中怎么样呢?比如和父母相处之类的。"

王某："我很爱我的父母,也很孝顺他们,他们年纪大了,辛苦了大半辈子也不容易。这次我住院最担心的就是他们了,他们年纪那么大了还为我忙前忙后,几个晚上都没好好休息了。"

我："在父母眼里,只要子女健康、平安,他们才会安心。"

王某："那从现在开始,我一定要早点把病养好,让我父母少操点心,再想工作的事。"

问题解构详见表1-1-2。

表1-1-2 问题解构

贡献	影响
通过同事形成的身份认同	努力、踏实、有能力
通过父母形成的身份认同	孝顺
生病对他的影响	升职加薪、还贷进度
生病对家人的影响	父母担心

4. 问题改写

术后第5天。

王某："这都术后第5天了,我的体温虽然下降了,可是每天傍晚测出的体温还是高于37℃,医生还不让我拔管。"

我："每个人的体质不一样,而您的体质差一点,可能跟您平时工作太忙、熬夜、压力大,还有抽烟有关,医生给您配的蛋白口服液就是增加免疫力的,您记得每天一瓶分三顿喝。您觉得我说得对吗?"

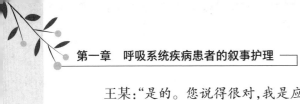

王某:"是的。您说得很对,我是应该好好改改这一堆坏习惯了。"

术后第 8 天。

我:"今天是术后第 8 天,您的体温为 37℃,血常规和胸片都正常。医生等一下过来为您拔除胸腔闭式引流管,但是拔管的时候会有点痛,您尽量忍一忍。"

王某:"谢谢提醒啊,这点痛我可以挨得,能拔管就好。最近实在是太感谢您了。"

我:"没事的,只要您能恢复健康,就是我们最大的心愿。"

术后第 9 天。

王某:"这场病,让我对生活又多了一分感触。以前,我为了自己能有更富足的生活,总是脚步匆匆,忘记了停留,现在我像死后重生,让我更加珍惜每一天,我会好好爱自己,好好爱家人。对了,我的体温正常,各项化验正常,身体也没有不适,医生同意我明天出院了,谢谢您一直以来的关注和开导。"

我:"不客气,您可以扫一扫我们科公众号,上面有气胸患者自我保健的内容,您回家可以看一看!"

王某:"好的,非常感谢。"

我:"不客气,我们非常乐意帮助您。"

问题改写详见表 1-1-3。

表 1-1-3　问题改写

时间	行为蓝图	认知蓝图
过去	事业心强、生活习惯差	改变生活方式、戒烟/酒、不熬夜
最近	新房还贷压力大	急着拔管出院,见客户
现在	耐心养病	不让年迈的父母担忧自己的健康
未来	戒烟/酒、不熬夜	想要健康的身体

5. 外部见证人

患者出院 1 个月后。

王某:"您还记得我吗?1个月前我在这动手术,今天我复查胸片结果正常,多亏您住院期间的照顾,现在我已经把烟戒了。告诉您一个好消息,虽然今年的销售业绩没有获得第一名,但我得到了老板的信任与赏识,升到了销售总经理的职位。最后,还是非常感谢您。"

我:"真是恭喜您啊,不必客气,这是我们应该做的。"

外部见证人详见表1-1-4。

表1-1-4　外部见证人

阶段	内容
表达	重拾信心,成功戒烟1个月,如愿升职
触动	被我的言语触动,改变生活态度

6. 治疗文件

书籍。

【患者转归】

王某疾病治愈,同时恢复了积极的心态。半年后王某再次进行胸部X线复查,提示气胸无复发。

【护理感悟】

在临床工作中,医护人员除了观察患者外表体征之外,还要关注患者遭遇感受和疾病体验,强化知-情-意-行,让患者表达思想、倾诉情感、宣泄情绪、反省自身,而医护人员则通过倾听故事理解患者,与其共情,并通过重新诠释故事,帮助患者摆脱疾病困扰,建构积极的生活态度。案例中王某的认知观念是拼命工作、升职加薪、尽早还贷。当生病影响到工作计划时,他情绪爆发,心态失衡,这个时候我主动倾听与理解,并重构疾病与个人的关系,给予正确的健康引导和人生启示。在这个过程中,我见证了患者的改变,在患者的改变中见证自己职业的特别意义。

第二节　肺癌患者的叙事护理

原发性支气管肺癌,简称"肺癌",主要由起源于支气管黏膜上皮或腺体的组织细胞恶性增生,癌组织逐渐分化侵袭肺及邻近器官和组织而引发的疾病。肺癌病程长、病情重、病死率高,较多患者出现焦虑、抑郁、睡眠障碍等负性情绪,治疗依从性下降,从而影响了肺癌治疗的效果。

【案例介绍】

王某,男性,58岁,农民,肺癌术后1年。患者此次入院进行术后第4次化疗,化疗后王某出现疲乏、食欲下降、恶心等不适症状,予以护胃、提高免疫力等相应治疗。患者以往性格开朗,善于与人沟通交流,但此次化疗期间不愿交谈,对化疗有抗拒心理,治疗期间有妻子和儿子陪护。

【叙事护理】

1. 叙说故事

王某:"我以前也算是家里的顶梁柱吧!现在感觉自己成了家里的负担,自己不能干活就算了还得拖累老婆和儿子。老婆身体本来就不好,照顾我以后身体也越来越差了,儿子大学毕业刚上班,现在每次还得陪我来上海看病,我怕影响他工作!化疗药、营养药的费用这么高,我们每次从家里赶过来要花钱,儿子还得请假,我自己又这么痛苦。我真的不想治疗了,我就想回家安心休息,不想折腾了。"

2. 问题外化

我:"您有什么想法可以和我说说吗?"

王某:"我对家人感到愧疚,感觉自己是一个负担,我对治疗也不抱希望。"

问题外化详见表1-2-1。

表 1-2-1　问题外化

步骤	内容
问题命名	愧疚、无望感
询问影响	家庭负担、经济负担、身心疲惫
评估影响	不想影响家人生活
论证评估	想恢复以前的生活状态

3. 问题解构

我："王叔叔，跟您聊了以后我特别能理解您，您让我想到了父爱如山，您是个对家庭很负责任的好老公、好父亲，总是把家人放在第一位，为了这个家再苦再累都不怕。这一点我得好好向您学习呢！"

王某："我们这代人都这样，我是个农民，挣不了大钱，平时靠种地、打工养家糊口。砸锅卖铁把儿子辛辛苦苦培养出来了，他现在大学毕业找到了满意的工作，我心里本来轻松了不少。"

我："没有您就没有您儿子的现在，您觉得，在您儿子眼里您是怎样的人呢？"

王某："吃苦耐劳、任劳任怨吧。"

我："您觉得对您儿子有什么影响？"

王某："他也像我一样能吃苦，有担当，是个孝顺、懂事的孩子。"

我："您给他树立了一个好的榜样呢。您为了供他读书再苦再累也没有放弃。"

王某："嗯，过去是吧，我本来想再好好干两年，让老伴儿过上好日子，攒点钱给儿子结婚，可谁想到现在我生病了，您说我该怎么办？"

问题解构详见表 1-2-2。

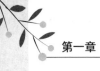

表 1-2-2　问题解构

贡献	影响
儿子的成就	考上大学、找到满意的工作
他通过儿子形成的身份认同	吃苦耐劳、有责任心、不放弃的精神
他对儿子生活的影响	能吃苦、有担当、孝顺、懂事

4. 问题改写

我:"王叔叔,过去您是一个很坚强的人,现在也是,您看您现在化疗也有半年了,我相信您不会因为忍受不了化疗的痛苦而放弃治疗的!"

王某:"化疗的苦忍忍就过去了,就是每次来治疗太麻烦,我觉得现在化疗得差不多了,以后能不能不要化疗了。"

我:"化疗的方案是医生根据您的病情制订的,不能随意改变,没有什么特殊情况的话,您再有两次一个疗程就结束了。现在放弃的话前面的治疗就白费了。"

王某:"也是哦……"

我:"您不要有太多的心理负担,对您家人来说,再苦再累他们也不怕,他们最想看到的是您听医生的话配合治疗,对吗?您要相信现在的医疗技术,规范治疗就有康复的希望。"

王某:"是的,我不能放弃,我儿子还等着我给他筹备婚礼呢!"

我:"您可以试想一下,5年后您的病情得到了控制,那时候的您有什么想跟这5年的您说的吗?"

王某:"这5年您受苦了,还好您没放弃。"

我:"那您还会觉得自己是个负担吗?"

王某:"不会了,我老伴儿需要我,儿子也需要我,他们的生活有我的存在才是完整的,我在经济上帮不上大忙了,但我还是他们的精神支柱,我会好好活着。"

问题改写详见表 1-2-3。

表 1-2-3 问题改写

时间	行为蓝图	认知蓝图
过去	种地、打工养家,供儿子上学	吃苦耐劳,不放弃
现在	放弃化疗	家庭负担,身心痛苦
未来	配合治疗,好好活着	做家庭的精神支柱

5. 外部见证人

我:"王叔叔,您真的想通了吗? 那明天您好好配合化疗哦,有什么不舒服我们会及时处理的。我会关注您后面两次化疗的表现哦!"

王某:"您放心,我说到做到,不纠结。下次来了找您打针哦。"

我:"没问题! 这次跟您聊过以后我也感悟很多,跟您相比我太爱抱怨了,我以后得改,您也监督我哦!"

王某:"不敢不敢!"

我:"那我们就说定啦!"

外部见证人详见表 1-2-4。

表 1-2-4 外部见证人

阶段	内容
表达	砸锅卖铁把儿子辛辛苦苦培养出来
意象	父爱如山
共鸣	我平时太爱抱怨
触动	您的责任感值得我学习

6. 治疗文件

书籍。

【患者转归】

出院前,王叔叔的儿子找到我:"谢谢您开导我爸爸,他同意继续化疗了,本来我都不知道怎样劝他,还是你们比我厉害!"3个月后王叔叔在妻子和儿子的陪同下顺利完成了第6次化疗,他说:"我现在心情好,看到了希望,感觉这两次化疗没以前那么痛苦了,特别感谢你们给我鼓励,医生说我治疗效果很好,这次出院以后我们经常微信联系哦!"

【护理感悟】

本文中的患者在化疗中承受了身心的双重压力,而且最主要的是心理上的改变,这种心理的改变使患者失去了治疗的信念,加重了身体的痛苦。此时药物治疗解决不了根本问题,单纯的健康宣教又缺乏说服力,无法走入患者的内心。本次叙事护理,拉近了我与患者的距离,我可以轻松地帮助患者表达内心,也可以在深入了解患者以往经历、性格等方面的基础上有的放矢地帮助患者疏导情绪,引导患者重燃生命的活力,以积极的心态面对困难,以积极的行动战胜困难。

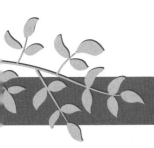

第二章

消化系统疾病患者的叙事护理

第一节　肝癌患者的叙事护理

　　肝脏恶性肿瘤即为肝癌,可分为原发性和继发性两大类。原发性肝脏恶性肿瘤起源于肝脏的上皮或间叶组织,前者称为原发性肝癌,是我国高发的、危害极大的恶性肿瘤;后者称为肉瘤,与原发性肝癌相比较为少见。继发性或称转移性肝癌是指全身多个器官起源的恶性肿瘤侵犯至肝脏。肝癌患者因长期罹患乙肝和肝硬化而心理压力较大。

【案例介绍】

　　朱某,男性,28 岁,安徽人,确诊乙型肝炎 7 年,未接受过规范治疗。患者 4 天前在家中无明显诱因出现腹胀伴腹部增大,否认恶心、呕吐,腹部 B 超提示肝内多发占位,增强磁共振提示肝内多发占位,考虑肝癌,PET-CT 提示肝右叶多发低密度高代谢肿块,考虑为肝癌及肝内多发转移灶。门诊拟以肝脏恶性肿瘤收治入院。朱先生看上去文质彬彬,虽不爱讲话,却总是很配合。在询问病史时,我们得知他有 3 个孩子,老大 8 岁,老二 5 岁,最小的刚满 11 个月,外婆及舅舅也都曾被确诊为肝癌。

【叙事护理】

1. 叙说故事

　　朱某:"我现在已经这个样子了,再悲伤、难过也回不到过去,家人因为我也是尽心尽力。之前健康的时候怎么样也能找

11

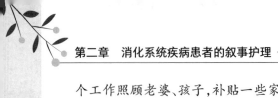

个工作照顾老婆、孩子,补贴一些家用,现在不但不能工作还成了家里最大的负担,需要家人的照顾,需要昂贵的治疗费用。还有我的几个孩子还都那么小,还没把他们抚养成人,没尽到一个做父亲的义务,还没来得及赡养父母反而都是他们来照顾我。"说着说着,朱某流下了伤心的眼泪。

2. 问题外化

我:"您现在最大的感受是什么?"

朱某:"我觉得很愧疚,对不起我的家人、我的孩子。"

问题外化详见表2-1-1。

表2-1-1　问题外化

步骤	内容
问题命名	愧对家人
询问影响	拖累家人
评估影响	不是自己现阶段该有的状态
论证评估	希望自己能承担起自己的责任与义务

3. 问题解构

我:"我能理解,其实您很坚强,您平时向我们展现出的也都是您坚强的一面,您担心自己拖累家人,您觉得对您的父母、老婆、孩子没尽到您该尽的责任。"

朱某:"嗯,是的,以前从没想过自己会到今天这个地步,我知道自己时间也不多了,现在想想真是后悔以前没有多陪陪家人,突然让我得了这么一个病,上天对我怎么就那么不公平。"

我:"我能理解,您想的这些都是您内心最渴望的,您想像正常人一样生活。"

朱某:"是的啊,可是对于我来说已成为一种奢望。"

我:"那您现在有想过,怎么去过接下来的日子吗?"

朱某:"我也想好好生活啊,可是……"(朱某哽咽了)

我拍了拍朱某的肩膀,递给了他一张纸巾。

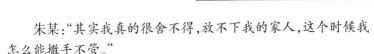

朱某:"其实我真的很舍不得,放不下我的家人,这个时候我怎么能撒手不管。"

我:"是的,我知道您是个很负责的男人,我想您的家人一定也知道。"

问题解构详见表2-1-2。

表2-1-2 问题解构

心理结构	反射问题
拖累家人	需要家人照顾,昂贵的医药费
觉得上天不公	为什么偏偏自己那么不幸
想像正常人一样	处在生命边缘垂死挣扎
舍不得自己的家人	很爱自己的家人

4. 问题改写

朱某:"是的,我知道,我的家人很爱我的。"

我:"为什么这么觉得呢?"

朱某:"因为我的妈妈和我的老婆每天都能无微不至地照顾我,虽然我知道她们也很伤心,不过为了不给我增加压力每天都鼓励我。"

我:"是的啊,这些我们医护人员也都看在眼里。"

朱某:"她们真的很辛苦。"

我:"那您觉得她们都为您付出什么了呢?"

朱某:"一直陪着我、鼓励我是让我最感动的地方。"

我:"那您觉得她们为什么愿意一直陪伴您、鼓励您呢?"

朱某:"她们希望我能更坚强,能振作、能积极地面对生活。"

我:"对的,她们希望您积极乐观,你们又如此爱对方,您说您后悔之前没能好好陪伴家人,现在又何尝晚了呢?"

朱某:"护士,您说得对,我与其一直压抑痛苦,不如把自己接下来的生活规划好,即使生命到了终点也要尽自己所能为自己画上一个句号。"

问题改写详见表2-1-3。

表2-1-3　问题改写

发展过程	行为蓝图	认知蓝图
阶段1	沉闷压抑	觉得不公平
阶段2	抑郁懊悔	对不起家人
阶段3	诉说想法	心理复杂,难以面对
阶段4	哭诉心声	放不下,爱家人
阶段5	坚强振作	好好活,把接下来的每一天过好

5. 外部见证人

我:"真的想明白了？现在振作还不晚,和家人多沟通,让一家人再一次开心起来好不好？"

朱某:"行,我试试。"

我:"您的坚强是我应该学习的,其实我也是一个很容易悲观的人,我也想积极乐观地面对每一天,可生活和学习压力老让我开心不起来。并且我没有像您这么和谐美满的家庭,有时候看别人我总会想为什么别人那么开心、那么可爱积极,而自己就像被快乐抛弃了一样……"(我流出了压抑很久的眼泪)

朱某拍了拍我的肩膀。

我:"那我也试试,多为自己和爱自己的人制造一些快乐好不好,咱俩约定了？"

外部见证人详见表2-1-4。

表2-1-4　外部见证人

阶段	内容
表达	自己不愿患病,想有正常人的生活和快乐
意象	生活的意义来源于自己的心态

阶段	内容
共鸣	我每天也很压抑,伪装自己,假装高兴
触动	您的坚强值得我学习
结局	约定一起改变自己,做个积极乐观的人

6. 治疗文件

书籍。

【患者转归】

两天后,他妈妈问我:"您说了啥? 他现在爱笑也爱说话了!"他妈妈从我口中得知,他积极配合操作还主动沟通自己的感受;从病友口中得知,他经常参与大家的交流,有时候还讲笑话,变得开朗多了。他的微笑温暖了家人的心,他的 3 个孩子一点也没因为自己父亲病重而缺乏父爱,这也让他真正敞开怀抱拥抱生活。一周后他做完手术,恢复良好,顺利出院。

【护理感悟】

本例中朱某患上恶性程度高的肝脏肿瘤,经过不断化疗、手术以及心理折磨,使他态度淡漠,不愿与人交流,又因为患者觉得自己本该承担的责任重大,所以不愿为家人带来精神上的压力而封闭自己、压抑自己。通过叙事护理的理念和技术,我主动进入他的生命故事,发现他生命中的"例外故事",最终发生行为的改变。叙事护理就是在一步步的对话中,了解患者心里的困顿,从而帮助他走出阴霾,积极治疗与生活。

第二节　胃癌患者的叙事护理

胃癌是起源于胃黏膜上皮的恶性肿瘤,在我国各种恶性肿瘤中发病率位居前列。由于饮食结构改变、工作压力增大及幽

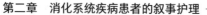

门螺杆菌感染等,使得胃癌的发病呈现年轻化倾向。胃癌发现时通常已进入晚期,错失了手术良机,虽然可以通过化疗减轻患者的临床症状,但还是会严重影响晚期患者的生活质量。

【案例介绍】

张某,女性,31岁,公司法人。年轻、充满活力,身体一向健康,连感冒都很少得,还经常参加马拉松比赛,性格争强好胜,追求完美。但在今年的体检中查出胃癌,对她来说简直是晴天霹雳,完全不能接受,好不容易在家人的劝说下才勉强同意住院检查,但在感情上还处于否定期,不愿意接受事实,还有些抗拒化疗。

【叙事护理】

1. 叙说故事

入院后,我及家属多次尝试与患者沟通,希望患者好好配合治疗,但是患者始终情绪激动,不愿意接受事实,对医生及我缺乏信任。

张某:"我平时什么感觉都没有的,怎么会是胃癌,我还这么年轻,我的儿子还小,怎么可以没有妈妈。我还要带乡亲们发家致富呢,我和老公从农村走出来,白手起家,我们吃了多少苦,好不容易苦尽甘来,我们成功了,开了公司,而且效益很好呢,上天一定是和我开玩笑,我的检查报告都出来了吗?你们能肯定吗?你们会不会误诊呢?我的好日子才刚刚开始呀。"

2. 问题外化

我:"您能跟我具体描述一下这种感觉吗?"

张某:"脑子里一直有个声音在提醒我,这不是真的,肯定是你们搞错了。"

问题外化详见表2-2-1。

表 2-2-1　问题外化

步骤	内容
问题命名	不接受事实,觉得这是个玩笑
询问影响	不承认
评估影响	这不是我想要的生活
论证评估	想要回到以前

3. 问题解构

我:"我能理解,这事放在谁身上都很难接受。"

张某:"我是真的不能接受,我辛苦打拼好几年,公司好不容易走上正轨,我还准备把我们公司打造成上市公司呢。"

我:"那您一定很有能力吧。"

张某:"嗯,周围的人都这么说,我很有做生意的天赋,公司基本都是我在打理。"

我:"听说您还带领你们村的人致富了,很多人因为您过上了好日子。"

张某:"嗯嗯,我出来做生意后,赚了点钱,看村里的人有在家种地的,有在外打工的,收入都不是很乐观,我就萌生了个想法,带他们一起做生意。"

我:"那创业这些年您是怎么过来的啊,一定很辛苦吧,能熬过来,您也是一个很坚强的人。"

张某:"嗯,我小时候家里很穷的,没钱上学,所以我很小就出来打工了。和我老公结婚后才创业的,创业那几年,我们真的很辛苦,住的群租房,那几年吃得最多的就是馒头和萝卜干。"

我:"过去那么辛苦,但您还是坚持下来了,您一定是个非常坚强的女孩,我想您也一定可以战胜病魔的。"

张某:"或许吧,这或许就是对我的惩罚吧。创业的时候,经常忙得吃不上饭,经常一天吃两顿,有时候饿得胃不舒服了,就吃点药,熬一熬也就过去了,也没在意,毕竟自己还年轻。我应该接受事实,正确面对疾病,好好配合医生,一定可以战胜疾病,重新回到公司,把公司规模做大。"

问题解构详见表2-2-2。

表2-2-2　问题解构

付出	影响
创业的艰辛	获得成功了
带领亲朋好友致富	朋友致富
身体的透支	胃癌

4. 问题改写

我:"生活中总有不如意,它只是您人生道路上的一道坎,就像您做生意一样,也会遇到很多难题,您都解决了啊,只要勇敢面对,努力使它往好的方向发展。"

张某:"虽然生病不是我所想的,但是既然发生了,我应该接受事实,只要我勇敢面对,一定可以恢复到以前的铁人。"

我:"铁人是朋友给您的称号吗?您以前一定很拼吧。"

张某:"嗯嗯,我以前做事情的时候,很拼的,经常熬通宵的,第二天依然精力充沛,如果知道有今日,我一定好好注意身体。"

我:"现在还来得及,善待自己的身体,它也会回报您的。"

张某:"我知道可能已经晚了,但是我不是一个轻易认输的人,我一定会重新站起来的。"

问题改写详见表2-2-3。

表2-2-3　问题改写

时间	行为蓝图	认知蓝图
过去	辛苦创业	创业成功
最近	查出胃癌	玩笑,不接受
现在	勇敢面对	一定可以战胜病魔
未来	善待身体	拥有健康的体魄

5. 外部见证人

我:"真的接受了?明天开始要好好配合我们哦。"

张某:"行,我试试。"

我:"您的坚强是我们同辈人应该学习的。"

张某:"哈哈,但千万别学习我透支身体。"

外部见证人详见表2-2-4。

表2-2-4 外部见证人

阶段	内容
表达	30岁前为了自己想要的生活而努力
意象	勇敢、坚强
共鸣	一样的年纪,却没有冲劲
触动	您的坚强值得我学习

6. 治疗文件

书籍。

【患者转归】

第二天,张某配合我们进行了第一次化疗,虽然刚输了一袋化疗药就出现恶心、呕吐,食欲减退,其间也有少许抱怨,但还是坚持到了最后。张某化疗结束后,又住了几天,化疗反应缓解许多,给予出院,同时也约好下次化疗时间。

【护理感悟】

本文中的患者经历了创业成功,在人生巅峰的时候突然查出胃癌,不愿意承认事实,拒绝治疗,觉得是上天给她开了个天大的玩笑。而在叙事护理中,我发现她生命的"例外力量",一点点指引她,帮助她重建信心。叙事护理让患者获得了生命的力量。

第三节　胰腺癌患者的叙事护理

胰腺癌是一种恶性程度高、易转移而且预后差的消化道肿瘤。由于胰腺位置较深，患者早期常无特异的临床症状，诊断后大部分属于中晚期。虽然经过手术、介入、药物等各种积极治疗，胰腺癌患者的 5 年生存率仍在 5% 左右，成为危害患者健康最严重的恶性肿瘤之一。肿瘤患者通常焦虑、抑郁症状明显，这种情绪会影响患者的治疗依从性和生活质量。

【案例介绍】

陆某，男性，72 岁。半个月前出现全腹部腹胀不适，伴有间歇性腹痛，左侧腹部呈持续性隐痛，向腰背部放射，未诊治。出现症状后 4 天，腹痛明显加重，呈持续性全腹部疼痛，遂收治入院。完善相关检查后在全麻下行胰十二指肠切除术，术后安返病房。术后卧床、禁食数日，患者情绪产生变化。

【叙事护理】

1. 叙说故事

术后第 5 天，我照例来到陆某床前进行晨间护理，我将陆某身上的导管妥善固定并将床单位整理整洁，一步步井然有序。

陆某："我到底什么时候可以吃东西呀？喝点水也行啊！我手术到现在已经 5 天了，一口饭、一口水都没进过，正常人都吃不消这样，更何况我是个患者，刚刚开了大刀的患者啊！生病没把我整死，倒要被活活饿死。身上七七八八这么多管子，我动都不敢动一下，一直这么躺着想翻个身都不行，屁股压得都痛了，实在是吃不消，这管子什么时候能拔掉？"

2. 问题外化

我："陆叔叔，您现在感觉怎么样呢？"

陆某："我急啊，您看病房里的患者进进出出的已经两三波了，可我呢？别说出院了，手术这么多天了，在床上躺到现在，身上管子那么多，想翻个身都担心，吃喝都没有，拉撒还得靠别人，也不知道什么时候才能是个头。"

我："您能描述一下这种感觉像什么吗？"

陆某："感觉就像被绳子捆住一样，在这床上动弹不得，像上刑！对！像上刑一样！"

问题外化详见表2-3-1。

表2-3-1　问题外化

步骤	内容
问题命名	着急、担心
询问影响	别人恢复快，自己恢复慢
评估影响	拖累家人
论证评估	想尽早恢复

3. 问题解构

我："您的手术比较大，创伤也大，导管多，当然需要恢复的时间也会比较长，每个人的病情不一样，光是手上不小心切到个口子也需要几天才能长好，更别说开刀了。那些进出快的患者都是微创手术，伤口小自然恢复会比您快点，无论什么手术，恢复都是需要时间的。"

陆某："哎，那么长时间不给我喝水，我嘴巴都干了，看着身上这么多管子心里恨啊，我也想下地走走，这样就能自己上厕所了。看着家人因为照顾我觉都睡不好，我也心疼啊，以前都是我和老伴儿帮女儿带孩子，减轻他们小夫妻的压力，现在我在这躺着，女儿要上班、要照顾小外孙还要照顾我，我真的太不争气了。"

我："对家属来说，现在最欣慰的就是看着您一天天好起来。手术第1天回到病房您觉得疼吗？"

陆某："疼！当然疼啊，浑身都疼，疼得我一直在冒汗，声音都发不出来。"

我："您当时是如何坚强地挺过来的呢？"

陆某："我不敢喊出来也不能喊出来,得这个病开这么大的刀我家里人已经担心得不得了了,我如果喊疼他们一定更心疼,不能再让他们操心了,为了他们我也得忍着。"

我："叔叔您看,最疼的那几天您都挺过来了,现在正在慢慢恢复的过程中,您一定也能坚持下去的。"

陆某："哎,这些天我家里人的辛苦我都看在眼里,为了照顾我忙前忙后的也没怎么合过眼,更别说睡一个整觉了。我是一家之主,而且还能干,以前在家里样样都是我来做,而且我也愿意做事。老伴儿被我宠着,什么事都不需要动手,出去逢人就夸我勤快能干,亲戚朋友都知道我宠我老伴儿。可是现在我躺在床上什么都要老伴儿来照顾,甚至要服侍我在床上大小便,我自己都嫌脏了,更舍不得我老伴儿做这事啊。"

问题解构详见表2-3-2。

表2-3-2 问题解构

贡献	影响
家人对他的贡献	幸福的成就感
通过家人形成的身份认同	一家之主,勤快能干
对家人生活的影响	减轻女儿的压力
这种贡献对家人身份认同的意义	责任,爱

4. 问题改写

我："陆叔叔,您生病之前有什么爱好吗?"

陆某："我以前是老年合唱团的,平时和老伙伴们一起练练嗓子唱上几曲,我们还一起出去表演。自从有了小外孙之后我就减少表演的次数,多在家都忙带孩子,没事还给我小外孙唱上一曲,您别说,这孩子也好像听得懂一样,我一唱他就笑,可爱极了。"

我："听您说了这些,我想您一定是位很有爱的人,我能感受到您宠老伴儿、疼女儿、爱外孙。"

陆某："那是当然,等我好起来我一定要加倍对他们好。"

我："那既然您有这样的想法,就更加应该积极配合治疗,争取早日恢复,您也不想让他们觉得自己的辛苦是白费的吧?"

陆某："您说得对,我不能让他们的辛苦白费。"

问题改写详见表 2-3-3。

表 2-3-3　问题改写

时间	行为蓝图	认知蓝图
很久以前	参加老年合唱团	出去表演
过去	疼爱家人	家务活全包
最近	带小外孙	减轻女儿压力
现在	生活不能自理	辛苦家人
未来	恢复正常	继续照顾家人

5. 外部见证人

我："您这么想就对了!从现在起不要每天都闷闷不乐的,多对家人微笑,您的微笑是他们的动力。"

陆某："好!我也要改改我的脾气,为了自己和家人我也要好好地配合你们治疗。这些日子对你们我也没少发脾气,实在不好意思。"

我："放心吧,我们都不会往心里去的,生病的时候难免会这样。对我们来说,患者一天天恢复直至出院就是对我们工作最大的回报。我希望以后每天都能见到您的微笑哦!"

陆某："好的,一言为定!"

外部见证人详见表 2-3-4。

表 2-3-4　外部见证人

阶段	内容
表达	为了自己和家人好好地配合治疗
意象	一家之主

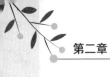

续表

阶段	内容
共鸣	微笑是大家的动力
触动	您很爱家人

6. 治疗文件

书籍。

【患者转归】

之后,陆某在我的指导下能慢慢地进行翻身、下床等,在配合治疗的同时还劝导病友积极治疗、配合医护工作,病友身体也日益恢复。经过半个多月的治疗,目前陆某身上的导管已全数拔出,进食半流质饮食,等待出院。

【护理感悟】

本例中的陆某因手术创伤大、导管多、禁食且生活不能自理而郁郁寡欢,甚至对家人大发脾气。我通过对话,正向引导,通过他对老伴儿、女儿以及小外孙的爱寻找疗愈陆某的力量。通过对陆某心路历程的干预,我切身感受到了叙事护理的力量,它更贴近患者的心声,与患者共情,理解患者的感受。我们无法改变生命的结局,但是我们可以陪伴患者,改变他在面对疾病过程中的态度。

第四节　胆囊癌患者的叙事护理

胆囊癌是胆道系统中最常见且具有高度侵袭性的恶性肿瘤,根治性手术是原发性胆囊癌患者早期可能获得治愈的唯一方法,但大多数胆囊癌是在发病的晚期才诊断出来,并且传统放、化疗对于胆囊癌的治疗帮助非常有限,对总体生存率影响不大,晚期患者的生活质量会受到影响。

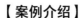

【案例介绍】

陆某,女性,53 岁,胆囊结石 30 余年,未予重视。近日因腹胀并伴有食欲减退,来就诊,拟以胆囊结石伴慢性胆囊炎收治入院。入院后完善相关检查,在全麻下行腹腔镜下胆囊切除术,术中冰冻切片提示其为胆囊癌,告知家属后改行胆囊癌根治术,于当晚安返病房。陆某在得知自己病情后整日沉默不语,经常坐在床前发呆,病友和我几次看到其偷偷地哭泣,家属对她的关心也置之不理,虽然周围的人也总是安慰、开导她,然而收效甚微。

【叙事护理】

1. 叙说故事

平时我观察到陆某眼睛总是肿肿的,像是哭过一样。于是我暗中准备,等合适的时机开导陆某。一日我在巡房时听到隐隐的抽泣声,原来是陆某蒙在被子里偷偷地哭泣。

我:"陆阿姨,您怎么了?有什么事可以和我说说。"

陆某:"好端端的怎么会变成胆囊癌了呢?会不会是看错了?明明是胆囊结石进来开刀的啊!我听到癌就害怕,怎么会找到我头上来的?呜呜呜。"

2. 问题外化

我:"您现在感觉怎么样呢,能跟我具体地描述一下吗?"

陆某:"我也不知道,脑子里很混乱,我老公跟我说了这事我一下子就蒙了,不敢相信。以后该怎么办?我还能活多久?我老公不会做菜,我要是不在了他一个人怎么照顾自己?"

问题外化详见表 2-4-1。

表 2-4-1　问题外化

步骤	内容
问题命名	害怕、担心
询问影响	自己要是不在了,家人怎么办

续表

步骤	内容
评估影响	不敢相信
论证评估	希望这不是真的

3. 问题解构

我:"虽然大家听到癌症这两个字都会非常害怕,但其实不是所有的癌都那么吓人的,我们平时工作中看到的病种形形色色,总比您了解得多呀,您现在是自己把自己吓坏了。您知道生病最怕什么吗?"

陆某:"什么?"

我:"最怕自己胡思乱想,听到一点问题就把魂都吓没了,心态也就跟着崩了。"

陆某:"这话的意思我也能懂,但是放到自己身上,就心里过不去了。"

我:"有一句话叫傻人有傻福,就是因为他们什么都不想,每天都开开心心的。其实有些事情并不只看表面上的,现代医学这么发达没什么好怕的。"

陆某:"您这么一说倒也是这么回事。这事发生得太突然了,我实在是放心不下我老公,我们俩这么多年一直和和睦睦的,说好的老了要一起逛逛公园、散散步的,现在我得了这个病,怕是活不到那个时候了,唉。"

我:"您看隔壁房间的阿婆,胃癌开刀到现在都已经30年了,我不说您能知道吗?而且阿婆精神可好了,还成天和我们开玩笑呢,她在哪个病房哪里就是欢声笑语,病友都说阿婆是他们的开心果。"

陆某:"那个阿婆都已经30年了?您没骗我吧?"

我:"您不信可以去问问别的人呀,而且科里那么多人她都能叫得出名字,厉害吧。"

陆某:"您还别说,阿婆看起来精神头真不错,我也听到过病房里传出来的笑声。看到阿婆的状态让我又有了点希望,其实我以前也是家里的开心果,总是和我老公、女儿他们开玩笑,这几天闷闷不乐的,我都已经变了个人了。"

问题解构详见表2-4-2。

表2-4-2　问题解构

贡献	影响
家人对她的贡献	和和睦睦的一家
通过家人形成的身份认同	家里的开心果
对家人生活的影响	变了个人
这种贡献对家人身份认同的意义	责任,爱

4. 问题改写

我:"您看,您现在这么笑起来多好看呀,您老公和女儿看到了一定很开心,他们爱的那个您终于回来了。"

陆某:"是啊,这几天我都不知道自己是怎么度过的,您知道吗?我以前和我老公刚认识的时候,他就说喜欢看我笑,想起来都觉得害羞呢。"

我:"哈哈,和您这么接触下来,连我都觉得您非常可爱呢,你们一家人一定非常幸福,以后也会一直那么幸福下去的。"

陆某:"好的,我会慢慢好起来的。"

问题改写详见表2-4-3。

表2-4-3　问题改写

时间	行为蓝图	认知蓝图
过去	爱笑	惹人爱
最近	开心果	家人都开心
现在	闷闷不乐	情绪影响家人
未来	恢复原来的样子	幸福、快乐

5. 外部见证人

我："您老公和女儿马上要来了，快把您脸上的泪痕擦擦干净，用笑容和他们打招呼吧。"

陆某："好的，这些天他们辛苦地照顾我，还要看我闷闷不乐的样子。我知道他们也不敢多说一句，生怕我胡思乱想。现在我想开了，一定要继续幸福快乐地过每一天。"

外部见证人详见表 2-4-4。

表 2-4-4　外部见证人

阶段	内容
表达	和家人和和睦睦
意象	一直是家里的开心果
共鸣	隔壁的病友胃癌术后 30 年
触动	继续幸福、快乐地过每一天

6. 治疗文件

书籍。

【患者转归】

当天陆某的家人问我和她说了些什么，她不再像前些天那样闷闷不乐，情绪也稍微缓和点了。在隔壁床新来的病友手术前，她还告诉人家不要紧张以及手术的注意事项，甚至还主动带他们去和隔壁的阿婆一起聊天，和前些天的她判若两人。一周后，陆某恢复良好，顺利出院。

【护理感悟】

本案例中陆某因得知自己病情后沉默不语，此时作为除了家属以外每天和她接触最多的人，我便是她最好的倾听者，在倾听的同时对患者进行开导，通过对话，正向引导，带她走出阴霾，帮助患者消除思想负担。叙事护理重要的是态度，是对患者的温情。有人把生病比喻成走夜路,而我们就是提灯女神,为患者照亮前方的路,走向黎明。

第五节　阑尾炎患者的叙事护理

阑尾炎是由多种因素形成的阑尾炎症改变,为外科常见病,以青年最为多见,男性多于女性。临床上急性阑尾炎较为常见,各年龄段及妊娠期妇女均可发病。急性阑尾炎患者常表现为转移性右下腹痛并出现胃肠道反应、发热,麦克伯尼点(简称"麦氏点")压痛、反跳痛,腹肌紧张,皮肤感觉过敏等,一般手术治疗后即可痊愈。若手术处理不当,急性阑尾炎转为慢性阑尾炎,症状可反复发作,例如反复腹痛、发热等,影响生活质量;也可能会在术后并发肠梗阻、肠粘连。

【案例介绍】

刘某,男性,38 岁,与朋友合伙创业,于 2023 年 4 月 1 日因转移性右下腹痛半天,入院急行腹腔镜下阑尾切除术,术后恢复可,已出院。2023 年 4 月 12 日,患者再次出现右下腹胀痛,停止排便、排气,伴呕吐,以小肠不完全性肠梗阻入院,保守治疗后恢复出院。2023 年 5 月 9 日,患者再次出现右下腹胀痛,排气、排便正常,无恶心、呕吐,无寒战、发热,以回盲部炎症收治入院。患者因病情反复而焦虑,经常闷闷不乐,对医生及我缺乏信任。

【叙事护理】

1. 叙说故事

我巡视病房过程中,见刘某焦虑不安、辗转反侧,于是上前询问。

刘某:"我感觉我现在就跟做梦似的,两个月住 3 次院,我上个月已经来了两次,这月初又来了,不知道下次是什么时候。人家得了阑尾炎做一次手术就好了,我这病老是反复发作,耽误了多少工作不说,我同事估计都烦我了,我家里人都不在,老是麻烦同事真是不好意思。"

2. 问题外化

我:"您能具体描述一下您现在的感受吗?"

刘某:"我觉得就是焦虑、烦躁,怕下次又来。我更担心来了之后又不能痊愈,再次出现肚子胀痛,这反复发作该怎么办呢?我真是受不了这么多次的折腾了。"

问题外化详见表 2-5-1。

表 2-5-1　问题外化

步骤	内容
问题命名	怕疾病复发
询问影响	怕影响人际关系
评估影响	不想要这种生活状态
论证评估	希望身体健康,不要再出问题

3. 问题解构

我:"您这情况确实少见,但毕竟不是大病,好好休养就能恢复,来看望您的同事挺多的,您人际关系不错啊。"

刘某:"嗯,我和同事处得都不错,大家一起出来创业,关系都很好的。这次我太拖后腿了,耽误了他们不知道多少事、多少时间,3 次住院都是他们帮我忙前忙后,打点事情,我真是觉得都不好意思这么麻烦别人了。"

我:"您觉得在同事眼里,您是怎样的人?"

刘某:"聪明、有能力、对人友善吧。"

我:"那您平时会经常帮助同事吗?"

刘某:"他们工作上有处理不了的事,我都会帮忙,私下里搬家什么的都会去出力。"

我:"那您觉得您对于同事们重要吗?"

刘某:"嗯,是的,小王平时粗枝大叶,文件上的数值老是弄错,每次都要我帮他再看一遍。小李家住得远,每天早上都不吃早饭,都是我给他带饭。还有小张,他家里婆媳关系不好,每次家里吵架都要我去说和。"

我:"您的同事们应该都很依赖您吧。"

刘某:"其实还好,我是觉得自己挺重要的,我们都是一起从老家过来的,得相互照应着才对,您说在这大上海,无亲无故的,我不帮忙说不过去啊。"

我:"那这次同事们都来照顾您了吗?"

刘某:"除了小李出差去了,这次大家都来了,之前两次,他们也都是轮流来的,大家都对我很照顾,您看这些东西,都是他们带给我的。"

问题解构详见表2-5-2。

表2-5-2　问题解构

贡献	影响
刘某对同事的帮助	处理工作问题、带饭、帮忙搬家等
同事对刘某的印象	聪明、有能力、热心肠
同事对刘某的帮助	3次住院的照顾
刘某对同事的印象	很关心我、照顾我

4. 问题改写

我:"您跟同事就像家人一样好,真难得呢。"

刘某:"您不知道,我们刚创业那会有多苦、有多难,大家一起熬过来,不容易啊。"

我:"怎么苦呢?"

刘某:"当时公司刚刚起步,生意惨淡不说,还遇上了骗子,骗了我们不少钱,那时候是真难啊,我们吃不上饭,天天吃泡面,吃了一个多月啊。"

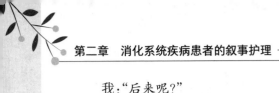

我："后来呢?"

刘某："后来我们就学精明了,也接了一些单子,算是步入了正轨,才有了钱赚。"

我："那现在公司情况怎么样?"

刘某："还不错,虽然比不上大公司,但是也说得过去。"

我："经历了这些,您现在有什么想对自己说的吗?"

刘某："好好养病,珍惜身体,不能像以前那样拼命了。"

我："那对同事呢,有什么想说的?"

刘某："遇见他们真的挺幸运的,一路走过来不容易,真得谢谢兄弟们! 希望以后公司越来越好吧。"

问题改写详见表2-5-3。

表2-5-3　问题改写

时间	行为蓝图	认知蓝图
过去	努力奋斗,创业不易	想打拼出一番事业
现在	好好养病,珍惜身体	希望早日出院
未来	继续努力	希望公司蒸蒸日上

5. 外部见证人

我："经历这些,真的很不容易,有没有想过表达出这些情感呢?"

刘某："一个大男人,怪不好意思的。"

我："就说一句话呢,'这些年,谢谢你们陪在我身边'什么的。"

刘某："嗯,这些年确实不容易,明天等他们来了就说!"

我："您执行力真的挺强的。"

刘某："我同事也常这么说。"

外部见证人详见表2-5-4。

表 2-5-4 外部见证人

阶段	内容
表达	之前为了自己想要的生活而努力
意象	家人般的情感
共鸣	真的不容易
触动	执行力强

6. 治疗文件

书籍。

【患者转归】

第二天,患者不再为病情反复而焦虑,向同事们表达了对彼此友情的珍视和照顾自己的感谢。患者食欲增加,睡眠良好,与同病房患者关系融洽。两天后,患者恢复良好,顺利出院。

【护理感悟】

本文中的患者经历了 3 次短期的入院治疗,自觉情绪低落,自我负担感沉重。而在叙事中,我发现他生命的"例外事件",患者改变了认知,继而让他积极配合治疗,尽早康复。在和患者交流的过程中,我们力求共情,用心去体会患者的人生经历、成长环境、兴趣爱好,甚至是行为习惯,让患者拥有归属感。

第六节 小肠癌患者的叙事护理

小肠恶性肿瘤是指从十二指肠起到回盲瓣止的小肠肠管所发生的肿瘤。治疗方式一般是行小肠部分切除术,术后转入重症监护室(ICU)进行进一步监护,待患者病情平稳后再转回普通病房继续治疗。患者转入 ICU 之后会出现一系列不适症状,也会因自身疾病导致焦虑、抑郁等不良情绪。

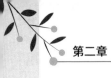

【案例介绍】

张某,女性,65 岁,环卫工人。因反复腹痛难忍于医院就诊,诊断为小肠恶性肿瘤,后在全麻下行腔镜下小肠部分切除术＋肠粘连松解术＋肠造口术。术后为进一步治疗,由手术室转入重症监护室。患者住院期间情绪低落,常常唉声叹气。因老伴儿去世,平日一人独居,较敏感,害怕别人瞧不起。

【叙事护理】

1. 叙说故事

重症监护室里,患者开始对床旁的责任护士——我唠叨起来。

张某:"我现在就是个'废人',你们为什么要把我绑起来,我的手一动不能动了,我已经很难受了,你们还这样对待我,我现在生不如死。得了这么重的病,身上插了那么多管子,再也不能像以前一样。虽然儿子不太管我,但我能照顾好自己,可现在变成这样,再也不能像正常人一样生活,我肯定活不了了,我儿子更不会管我了。"

2. 问题外化

我:"阿婆,您现在感觉怎么样呢?"

张某:"我觉得就是煎熬,死亡前的挣扎,像一名犯人一样,没有尊严,太痛苦了!"

问题外化详见表 2-6-1。

表 2-6-1　问题外化

步骤	内容
问题命名	煎熬,如犯人死亡前的挣扎
询问影响	没有尊严,生活太痛苦了
评估影响	不能恢复以前正常的生活
论证评估	想要回到以前的生活

3. 问题解构

我："阿婆，我能理解您的感受，您很坚强也很独立，一个人也能生活得很好。现在许多老年人因疾病或者别的原因都必须由子女照顾，虽然说这是应该的，但多少也对子女的生活、工作造成一定的负担。您觉得像犯人一样，是因为这些约束带约束了您的手了吗？"

张某："是的啊，我知道自己没用，但我还是个活人，为什么把我的手绑起来，一点尊严也没有，就像个犯人。"

我："阿婆，这个我再和您解释一下，因为您今天刚刚做完一个大手术，您也看到了，您身上的管子特别多，而且这些管子也很重要。为了您的安全，防止这些导管不慎被拔出，我们需要把您的手约束一下。"

张某："但是我现在是清醒的，我是不会拔管子的，你们这样把我捆起来，我动都动不了，没有一点自由，太难受了。"

我："阿婆，我知道您是清醒的，我们是担心您睡着的时候，身上放了那么多管子，您肯定会觉得不舒服，那时候人是迷迷糊糊的，手一拉，好了，管子拔掉了，那您手术不是白做了，最后还是自己吃苦头，对不对。"

张某："那这样，就不用管我了吗？我没有办法动了。"

我："阿婆，您手术刚结束，术后6小时，您是不能翻身的，如果您觉得累了，腿、屁股，自己可以轻轻地抬一下；过了6小时以后，我们还有阿姨会过来帮助您一起翻身，您戴着的约束带，我们也会定时给您松解一下，同时会注意看一下您的皮肤情况。在这个过程中，如果您感觉不舒服，可以随时和我们说，我会给您稍作调整，直到您觉得舒服。"

张某："哦，听您这么说，我还可以理解，之前我看你们把我绑在这里，像绑一个犯人一样，心里特别不舒服，原来你们也是为了我的安全着想。"

我："是的，阿婆，您看您挨了这么一刀，现在手术这么成功，我们可不能疏忽大意。"

张某："护士小姐，您这么说我就可以理解了，我以前多少苦

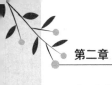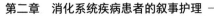

都过来了,一个人再苦再累都不怕,我就怕别人说我没用,看不起我。"

问题解构详见表2-6-2。

表2-6-2　问题解构

约束	影响
我对她的约束	保证安全,防止拔管
约束对她的影响	不自由,没有尊严
没有对她进行约束	有拔管风险,加重病情
对约束重新认识	理解,并非轻视,为安全考虑

4. 问题改写

我:"您是我们的榜样,不管生活多么艰难,您都坚强、勇敢地过来了。"

张某:"生活就是这样,永远不知道会遇到什么样的事情,我老头子刚走的时候,我感觉天都塌下来了,我儿子没有什么用,我都不知道以后还能怎么继续过下去。但一步一步也就这么咬着牙过来了,想想也没有那么难,可谁知道得了这个毛病,早知道我就早一点过来看了,一直想着忍一忍就过去了。"

我:"身体是最重要的,不舒服一定要早点过来看,不能憋着。"

张某:"我现在是知道了,以前就怕别人笑话我可怜,没了丈夫,儿子也没用,一个人生了病都没人照顾,这种日子不敢想象。"

我:"您有什么要对以前的自己说吗?"

张某:"再苦、再难我都坚强挺下来了,我为自己感到很骄傲。"

我:"这次出院后,您打算怎么好好生活?"

张某:"谢谢你们照顾我,以后我会更加关注自己的身体,加强锻炼,生命只有一次,不能在乎别人的眼光。"

问题改写详见表2-6-3。

表2-6-3　问题改写

时间	行为蓝图	认知蓝图
以前	一个人生活,照顾自己	有能力、独立
最近	常腹痛难忍	忍一忍就过去了
现在	敏感,怕被人瞧不起	像犯人,没尊严
未来	加强身体锻炼	关注健康,为自己而活

5. 外部见证人

我:"阿婆,您真是我们的榜样,谢谢您能配合我们的治疗。"

张某:"还谢谢你们能照顾我,你们真的是白衣天使啊,你们都是好人啊。"

我:"这些都是应该的,从您身上我们也学到了很多,有时候感觉生活真的是太累了,但是看到阿婆慢慢恢复我很开心。就让我们一起为生活呐喊,加油!"

张某:"加油!"

外部见证人详见表2-6-4。

表2-6-4　外部见证人

阶段	内容
表达	以前就为了生活而不断努力
共鸣	生活不容易,太多艰辛
触动	您的坚强、努力值得我学习

6. 治疗文件

书籍。

【患者转归】

患者在听从我的劝导下,理解了约束等相关护理操作,积极配合护理治疗。经过一夜平静的休息,第二天早晨在病房医生来观察过后,患者顺利地从重症监护室转回普通病房继续观察治疗。

【护理感悟】

患者术后进入 ICU,清醒后首先看到自己身上留置的多种管子,意识到病情的严重性和危险性,产生焦虑、恐惧的心理。我发现后第一时间对其进行解释并取得患者的理解、配合,以进行更好的护理治疗。叙事护理让我们成了彼此的见证人,共同进步。

第七节　直肠癌患者的叙事护理

直肠癌是指从乙状结肠与直肠交界处至齿状线之间的癌,是消化道最常见的恶性肿瘤之一。治疗主要以外科手术为主,辅以化疗、放疗的综合治疗。由于治疗的需要多行肠造口术,将肠道近端固定于腹壁外,粪便由肠造口排出体外,又称为人工肛门。由于肠造口改变了患者原有的排泄方式,将粪便的正常出口由隐蔽的会阴移到腹壁,使患者承受了巨大的心理压力,一些患者的生活质量因此而下降,对患者心理造成巨大的影响。

【案例介绍】

张某,女性,35 岁,已婚,外企经理。因直肠恶性肿瘤收入胃肠外科,并行腹腔镜下直肠迈尔斯(Miles)术。手术很成功,但是在住院期间张某一直情绪低落,整日郁郁寡欢,不喜和人沟通。

【叙事护理】

1. 叙说故事

入院后,我对张某进行了多次健康教育,嘱咐其要保持积极、愉快的心情,树立战胜疾病的信心。但是张某始终情绪低落、神情淡漠,不愿意见人。在我的鼓励下,张某向我倾诉了自己内心的不安。

张某:"现在我带着这个袋子怎么出去见人,以后大便都从这里排出来,多恶心啊,朋友们肯定都会嫌弃我,同事们也都会嘲笑我,我以后还怎么工作?! 这个恶心的袋子还需要家人护理,时间长了老公也会嫌弃我的。"

2. 问题外化

我:"确实,这是个令人困扰的问题。您现在感觉怎么样呢,能跟我具体描述一下吗?"

张某:"我觉得自己就是个怪物,生无可恋!"

问题外化详见表2-7-1。

表2-7-1 问题外化

步骤	内容
问题命名	怪物、不愿意见人
询问影响	担心被嘲笑
评估影响	不是自己想要的生活
论证评估	想要过生病以前的生活

3. 问题解构

我:"我能理解,听说您以前是个很坚强的人,遇到困难您都是怎么坚持下去的呢?"

张某:"嗯,我上学的时候很努力的,一直都是学习委员。毕业后,进入外企工作,通过自己不断地努力与学习,做到经理的位置。因为自己学历低,这一路经历了很多挫折,付出了很多艰辛,现在老板也很器重我。"

我:"您觉得在老板眼里,您是个怎样的人?"

张某:"努力上进,有能力吧。"

我:"那您一定是老板的得力助手吧。"

张某:"嗯,我业务能力很强,别人搞不定的案子,一般我都能搞定。"

我:"您对老板有这么大影响呢!"

张某:"嗯,真是的呢! 本来正是我发展的好时机,老板很器重我,可谁知道我生了这个病,我觉得以后我的职业生涯就要结束了。"

我:"那您之前是怎么过来的呢?"

张某:"我就是追求完美,什么事情都要做到最好。上学时就这样,工作的时候也是这样。我不希望成为老公的负担,也不想让爸爸妈妈为我担心,可我不愿意见人……"

我:"不愿意见人也是最近出现的吗?"

张某:"是的,以前朋友特别多,也一直出去聚餐什么的,但是现在戴着这个造口袋怎么去聚餐,朋友们肯定都会远离我的。我现在很矛盾,一方面装着这个袋子我感到很自卑,但另一方面,这个袋子给了我另一条生命。"

问题解构详见表2-7-2。

表 2-7-2 问题解构

贡献	影响
她对老板的贡献	得力助手
她通过老板形成的身份认同	聪明、有能力
她对老板工作的影响	拥有得力助手的老板
这种贡献对老板身份认同的意义	自豪,投入更多,其他员工受益

4. 问题改写

我:"另一条生命,您能这样认为太好了! 咱们可以想办法和造口成为'好朋友',好好相伴,让它成为您幸福生活的助力,而不是生活中的阻碍,好吗?"

张某:"怎么好好相伴呢?"

我:"让它成为我们生活的一部分。"

张某:"怎么成为生活的一部分呢?"

我:"您仔细看这个造口,它长得像不像一朵玫瑰? 就是这朵玫瑰给了您另一条生命。"

张某:"您这么一说还真像。"

我:"其实它一点都不影响您的生活,只要掌握好对它的护理方法,认真护理,您还是能出去聚餐、旅游,甚至游泳呢!"

张某:"真的吗? 我有点难以置信。"

我:"当然是真的啦,我们还专门针对造口建立了微信群,让病友相互鼓舞、交流。我们每个月还会进行造口讲座,让你们不断更新造口护理的知识。您那么年轻、有文化,希望您以后还能给其他造口患者做榜样,让他们能接受造口,顺利回归生活,好吗?"

张某:"经过您这么开导,我觉得造口也不是那么恐怖的事情了,我要好好学习造口护理的知识,认真护理,做个好榜样!"

问题改写详见表 2-7-3。

表 2-7-3　问题改写

时间	行为蓝图	认知蓝图
很久以前	追求完美	聪明
过去	努力向上	有能力
最近	当上经理	幸运,生活美满
现在	不愿见人	废人,生无可恋
未来	认真护理造口	好好活,不让家人担心

5. 外部见证人

我:"要不我们约定从明天起,您记得每天早上给自己一个

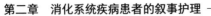

微笑。"

　　张某:"行,我试试。"

　　我:"您的坚强是我应该学习的。"

　　外部见证人详见表 2-7-4。

表 2-7-4　外部见证人

阶段	内容
表达	20 岁就为了自己想要的生活而努力
意象	坚强、有毅力
共鸣	我 20 岁的时候什么都不会,父母包办
触动	您的坚强值得我学习

6. 治疗文件

书籍。

【患者转归】

　　两天后,她老公问我:"您说了啥? 她现在爱笑也爱说话了!"从家属口中得知,她认真学习造口相关知识,并且还能指导病房内其他患者护理。到出院的时候,她已经能很熟练地掌握更换造口袋的流程了。

【护理感悟】

　　在本次案例中,用叙事护理的方法,我倾听患者故事,发现问题,并且通过患者过往积极向上、追求完美的性格,不断重塑、改写她的认知,使患者正确认识、积极对待造口,除去恐惧、不安的心理,最终提高患者的生活质量。患者需要的是我们用心的关爱,作为一名护理人员,我们既要关心患者的身体,更要关心患者的内心。一点点的付出,能换来患者的身心舒畅,我感觉到了我们的价值,也体会到了叙事护理的力量。

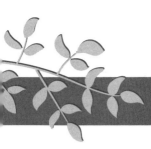

第三章

泌尿系统疾病患者的叙事护理

第一节　肾癌患者的叙事护理

　　肾细胞癌(简称"肾癌"),又称肾腺癌,是起源于肾实质泌尿小管上皮系统的恶性肿瘤,占肾恶性肿瘤的 80%~90%,是肾脏最常见的恶性肿瘤,也是泌尿系统中最常见的恶性肿瘤之一。肾癌是泌尿系统癌症中致死率最高的恶性肿瘤,其占成人恶性肿瘤的 2%~3%、小儿恶性肿瘤的 20% 左右。

【案例介绍】

　　李某,男性,34 岁,博士毕业,银行工作 1 年多。因工作繁忙老是废寝忘食。最近腰酸数月,也未进行正规体格检查。后因单位体检发现右肾占位 1 周入院,李某由于对预后以及后续治疗的担心,住院期间一直情绪低落、心情沮丧,不能积极配合治疗。目前已在全麻下行腹腔镜下肾部分切除术,现术后第 3 天,体温 38.1℃。体温的升高让他脾气完全爆发出来。

【叙事护理】

1. 叙说故事

　　我:"小李,又要测体温了哦,这是体温计。"

　　李某:"测什么测! 你走,你走!"

　　我:"怎么了呀这是? 有什么不开心的可以和我讲讲啊!"

　　李某:"讲了有什么用! 烦死了!"

　　我:"有什么让您心烦的呢?"

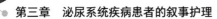

李某:"我怎么那么倒霉啊,怎么就生病了!这下没法上班了!"

我:"您看咱们手术都做好了呀,现在也在恢复中啊。"

李某:"可我还是心烦气躁。"

2. 问题外化

我:"那您现在感觉怎么样呢?"

李某:"说不出来,每天浑浑噩噩的,对什么都不感兴趣,发呆时间多。"

我:"那您对父母的影响呢?"

李某:"年纪轻轻就生病,我接受不了,他们更接受不了。每天看到他们强打精神鼓励我的样子我就想哭,但不能表现出来,他们会更难过的。这像一块石头一样堵在心口,让我欲罢不能。"

问题外化详见表3-1-1。

表3-1-1　问题外化

步骤	内容
问题命名	倒霉、绝望、心烦
询问影响	难过、父母伤心
评估影响	不是想象的状态
论证评估	向往上学、上班的生活

3. 问题解构

我:"我能理解您的心情。作为父母的希望,我们过得好、无病无痛,对于他们来说比送什么都好。"

李某:"是呀,我又是个男人,从小就坚强独立,从没让他们操过心。"

我:"听您爸妈说您是银行高管啊,好多人挤破头都进不去,您肯定很厉害。"

李某:"在他们眼里我肯定是最棒的。自我感觉还行吧,嘿嘿。"

我："别谦虚了,年纪轻轻就成了博士后,让我要无地自容了。"

李某："别取笑我了,刚找到新工作就生了这个毛病,哎……"

我："您的心情我能理解。不过您真的很优秀,成绩肯定很好吧,您看我只是本科学历呢。"

李某："羡慕什么呀,运气好点罢了。"

我："没有实力再多的运气也不行呀。能跟我说说您以前的事情吗?"

李某："想当年我也是学校的风云人物。课后从不上补习班,我的逻辑能力很强,经常辅导其他同学。不吹牛,对奖杯、奖状已经免疫了(嘿嘿)! 大家都很喜欢我。"

我："那您一直在读书,不会觉得很累吗?"

李某："那还要说。多少次挑灯夜读,多少次纠结于课题、论文中,狠狠地把书丢掉又默默地捡起来。读研、读博那段日子真是心力交瘁,不过我没有半途而废,咬牙坚持往前冲,一路过关斩将顺利毕业。"

我："那您现在的领导怎么样呀?"

李某："我可是领导重金聘过来的,别看我年轻,手下有一个team呢! 本以为是小毛病,回去后可以继续工作,现在全完了。我不想让父母担心的,可是好难过! 甚至不想讲话!"

问题解构详见表3-1-2。

表3-1-2　问题解构

能力	影响
学习好	优秀学生、多次获奖
才貌双全、风云人物	同学追捧
坚持、勇往直前	学有所成
带领团队,能力强	领导喜爱

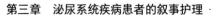

4. 问题改写

我:"这么艰难都坚持下来了,我就是什么事也坚持不下来。"

李某:"没有那么可怕,要对自己有信心,哪有一劳永逸的事,阳光总在风雨后。"

我:"那生活中遇到瓶颈该怎么办呢?"

李某:"勇往直前、永不放弃、坚持到底,相信天无绝人之路。"

我:"您说得对。那么现在这个小毛病,您要用什么态度面对呢?"

李某:"和您一交流我想通了,不就是肾占位吗?医生都和我说了大概是良性的,结果还没出来我就在这杞人忧天。术后发热也是正常现象,我之前过于害怕把自己困住了,不敢面对,不敢和父母讨论,怕他们伤心,现在想想这种状态他们才会更担心呢。"

我:"您真的很棒!那接下来,打算怎样过好生活呢?"

李某:"接下来我会做回以前的自己,勇敢面对,不让大家操心,争取早日回归团队!"

问题改写详见表3-1-3。

表3-1-3　问题改写

时间	行为蓝图	认知蓝图
学生时代	风云人物	优秀
工作时	领导重金聘请	能力强、带领团队
现在	怨天尤人、不想讲话	绝望
以后	积极面对	不让大家担心,早日回归

5. 外部见证人

我:"您会配合我们的治疗吗?"

李某:"那当然了,体温计给我吧。"

我:"我想下班后我也该回去看看书了,提升下自己。"

李某:"加油,小妹妹,未来的女博士(哈哈……)!"

外部见证人详见表 3-1-4。

表 3-1-4　外部见证人

阶段	内容
表达	一路向前、努力拼搏
意象	坚持不懈、不畏艰辛
共鸣	自己只是本科学历，坚持不下来
触动	您的精神值得我学习

6. 治疗文件

书籍。

【患者转归】

两周后过来复查，他妈妈说："我家臭小子病理结果出来了，果真是良性的！谢天谢地，谢谢你们！"从她口中我还知道，李某积极配合治疗，主动安慰家人。现在领导让他带薪休假，等待他的回归！

【护理感悟】

本案例中，李某因体检发现肾肿瘤来院手术，术后低热、情绪不稳，处于绝望、烦躁中。我通过叙事护理的理念主动进入他的故事，改写他的认知，缓解了李某焦虑的情绪，从而引导其回忆曾经意气风发、努力拼搏的自己，将他从绝望中拉回，重拾信心，重构蓝图，给予其希望！

第二节　良性前列腺增生患者的叙事护理

良性前列腺增生一般指前列腺增生。随着人口老龄化加速，良性前列腺增生（BPH）患者呈日益增多的趋势。BPH 是老年男性常见的良性疾病，其临床症状随年龄的增加进行性加重，组织学上前列腺进行性增大,从而引起以排尿障碍为主的临床症状。前列腺增生的病因有多种,临床上表现为尿频、尿急、夜间排尿次数增加和排尿费力,并能导致泌尿系统感染、膀胱结石和血尿等并发症,严重影响患者的生活质量。

【案例介绍】

张某,男性,62 岁,退休工人,发现前列腺增生 3 个月。此次出现严重血尿,红细胞计数 3.35×10^{12}/L,血红蛋白 117g/L,尿隐血(++++)。患者血压 96/67mmHg。急诊收治入院治疗。患者平时性格开朗、包容,会照顾人。住院期间情绪低落、唉声叹气。患者妻子患有阿尔茨海默病。

【叙事护理】

1. 叙说故事

张某住院的几天,他妻子总是因为找不到病房,而在其他病房门口徘徊、张望。一天,护士巡视病房,见张某一个人在那里唉声叹气,便循循善诱,耐心询问,张某也终于向护士说出了憋在心里的话。

张某:"我那个老太婆啊……她是离不开我的呀……我怎么可以生病呢? 我生病了让她可怎么办啊……没有我的照顾,她根本没有办法生活。我必须快点动手术,快点好起来,才可以撑起这个家呀。"

2. 问题外化

我:"叔叔,我知道您现在心里一定感觉很难受,是吗?"

张某:"我着急啊,可是自己无能,没能力照顾老伴儿。"

我:"您能描述一下这是种怎样的感觉吗?"

张某:"我现在就是热锅上的蚂蚁,焦头烂额的。这病吧,估计好不了,我可是家里的顶梁柱啊,家里什么事都缺不了我,这可怎么办啊?"

问题外化详见表 3-2-1。

表 3-2-1　问题外化

步骤	内容
问题命名	着急、无能
询问影响	担心老伴儿得不到照顾
评估影响	不是自己想要的生活
论证评估	是家里的顶梁柱

3. 问题解构

我："张叔叔，您别急，慢慢说，我听着呢。"

张某："她退休前也是一名白衣天使，每天忙忙碌碌，只为全心全意地照顾好她的患者，看她这样的操劳，家里的家务活我自然就承包下来了。自从她退休之后，大概是一下子空下来了吧，成天到处找事情做，照顾小孙女，去小区参加志愿活动，忙得不亦乐乎，日子也过得很开心、很充实。但从两年前开始，她总是不记得一些要做的事情，忘性很大，有一次还记错了同学聚会的时间。后来去医院检查，才发现是阿尔茨海默病。哎……"

我："原来阿姨得了阿尔茨海默病啊。我懂的，我外婆得了这种病，人总是稀里糊涂的，需要家人无微不至的照顾呢。和阿姨生活在一起是不是很累啊？"

张某："怎么说呢，累那是肯定的，有时候还会很生气。但是和她在一起，照顾她，总是让我很开心、很快乐。当想起年轻时，两个人的点点滴滴，相互鼓励，相互扶持。什么苦、什么累都忘记了。"

我："您在阿姨眼里是什么样的人呀？"

张某："我就是她生活的依靠，还有本事。"

我："可是现在您也病了，谁来照顾两位啊？"

张某："儿子有儿子的生活，要工作，要照顾小孙女，哪里还有什么时间来管我老夫妻俩啊。"

我："这没人照顾的话，光靠生了病的您是不行的啊。"

张某："哪有什么不行的事，年轻时她照顾患者、照顾我。现在她生病了,正是需要我的时候。能一辈子照顾她,就是我毕生的心愿。现在可好,我也生病了,时间拖得太长,老太婆可就没人照顾了,这让我怎么办才好啊。所以请您帮我和医生说说,可以的话,尽快给我做手术吧。"

问题解构详见表3-2-2。

表3-2-2 问题解构

贡献	影响
老伴儿对他的贡献	照顾老伴儿让我很快乐
他通过老伴儿形成的身份认同	生活的依靠,有本事
他对老伴儿生活的影响	帮助、照顾老伴儿
这种贡献对老伴儿身份认同的意义	一辈子照顾她

4. 问题改写

我:"有您一直照顾阿姨,看来阿姨是真的很幸福呢。"

张某:"哈哈,什么幸福啊,就是过日子呗。"

我:"过日子也有开心和不开心的呀,虽然她病了,但是有您在她身边陪伴她、照顾她,她内心一定是开心的。这些年你们都是怎么过的呀?"

张某:"那倒是,我没生病那会儿,最开心的就是两个人午饭后去小区里逛逛、走走了。只是因为她特别喜欢在外面晒太阳、看风景。那个时候,她笑得特别开心,我的心情自然也是最舒畅的了。"

我:"可惜您现在生病了,她只能到医院里来陪您了。"

张某:"没关系,等我病好了,我们就又可以回到原来的生活了。"

我:"只是现在还没法立马动手术。"

张某:"看病毕竟也急不了一时嘛,还是需要些时间的。"

我:"那等病看好了,除了散步,还有什么想要和阿姨一起做的吗?"

张某:"我想想,旅游吧,那就是带她一起出国旅游! 对,一定要陪着她,走出国门,看看不一样的风景。让她笑得更开心。"

我:"您可真是个好丈夫、好父亲呢,为子女着想,为妻子操劳。"

张某:"这是再自然不过的事情了,应该的。"

问题改写详见表3-2-3。

表3-2-3　问题改写

时间	行为蓝图	认知蓝图
很久以前	幸福生活	甜蜜
过去	照顾老伴儿	有本事
最近	血尿	被照顾,着急
现在	要求赶紧手术	希望立马康复
未来	陪老伴儿出国游	让她笑得更开心

5. 外部见证人

我:"阿姨知道您的想法一定会很开心呢!"

张某:"是吧?"

我:"那我们把阿姨叫来,看看她怎么想的呗。"

张某:"好呀。"

我:"我想,阿姨知道了您的想法一定会很开心的。"

张某:"我也觉得呢。"

外部见证人详见表3-2-4。

表3-2-4　外部见证人

阶段	内容
表达	我要一辈子照顾老伴儿
共鸣	我外婆也是同样的病
触动	为子女着想,为妻子操劳
好奇	这些年你们都是怎么过的呀

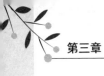

6. 治疗文件

书籍。

【患者转归】

之后张某和病友们有了更多的沟通，也能够看到他和阿姨说说笑笑，不再着急忙慌地询问手术日期了。儿子一家也抽空来看望他。他笑得那是一个欢啊。虽然阿姨依旧会不认识病房，但护士们会主动带她去到病床旁。3 天后，张某进行了前列腺电切术，一周后顺利康复出院了。

【护理感悟】

文中的老张有妻有儿，却在生病的过程中得不到照顾，因为妻子是阿尔茨海默病的患者，儿子也忙于自己小家庭的照料，无暇顾及父亲这边。作为家中的顶梁柱，老张不能倒下，他必须坚强地走下去。生病时，往往人的内心是最软弱的时候。此时，来自家人的关心是最为重要的。除去缺乏专业知识的家人，来自护理人员的专业心理护理就显得格外重要了，对于老张的情绪我感同身受。为了缓解他焦虑的情绪，让他能够安心养病，护士们对阿姨也是照顾有加，方方面面进行关心，这与老张最终可以顺利出院有着密不可分的关系。

第三节　前列腺癌患者的叙事护理

前列腺癌是指发生在前列腺上皮的恶性肿瘤。其中前列腺腺癌占 95% 以上，因此通常我们所说的前列腺癌就是指前列腺腺癌，患者伴有血尿、排尿困难等症状。2020 年全球癌症数据统计中，前列腺癌（PCa）的发病率占比第四，仅次于乳腺癌、肺癌和结直肠癌。就目前来看，由于生活方式和独特的饮食习惯，中国前列腺癌发病率远低于西方国家。但我国前列腺癌发病率也呈现逐年上升趋势，且发病率具有地域性差异，经济发达地区及城市人群发病率显著高于农村。前列腺癌不仅给患者的身体带来了巨大的伤害,对患者的心理也产生了极大的伤害。

【案例介绍】

高某,男性,35 岁,公司主管,患前列腺癌。体检发现前列腺特异性抗原(PSA)24.3ng/ml,入院做进一步检查和治疗。入院后在 B 超下行前列腺穿刺活检术,提示前列腺右侧尖部 2 个穿刺标本为前列腺腺泡腺癌,高某前列腺癌格利森评分系统(prostate cancer Gleason score system)评分为 3 分 +3 分 =6 分,肿瘤占穿刺组织的 3%。前列腺右侧体部 1 个穿刺标本为前列腺腺泡腺癌,前列腺癌格利森评分系统评分为 3 分 +3 分 =6 分,肿瘤占穿刺组织的 2%,其余提示为前列腺增生。患者原来性格积极向上,对自己高标准严要求,顾家,有责任心。住院期间情绪低落,很反抗各种检查和治疗。儿子今年才 5 岁。

【叙事护理】

1. 叙说故事

入院后,责任护士对患者及其家属进行了多次健康教育,嘱咐高某要保持积极、愉快的心情,树立战胜疾病的信心。但是患者始终情绪低落,不愿意配合治疗。在护士一次次的鼓励下,高某向护士说出了自己内心的不安。

高某:"我还那么年轻,怎么会得这种病呢?平时我也就经常加班,为了提神,偶尔吸点烟。没有什么不良嗜好呀,为什么会是我得肿瘤呢!妻子、儿子还等着我养呢,再说儿子还那么小,不懂事。我到底该怎么办啊?"

2. 问题外化

我:"您现在心里感觉很难受是吗?"

高某:"我觉得非常煎熬、担心。"

我:"您能描述一下这是种什么感觉吗?"

高某:"感觉自己被判了死刑,天空都是灰色的,外面的灿烂阳光、鸟语花香和我完全没有了关系,我就像被整个世界所抛弃,看不到希望。再也回不到从前的美好了。"

问题外化详见表3-3-1。

表3-3-1　问题外化

步骤	内容
问题命名	煎熬、担心
询问影响	无法养家
评估影响	被世界抛弃，看不到希望
论证评估	想要回到生病前的状态

3. 问题解构

我："我很理解您的心情，毕竟听医生说自己得了肿瘤这种病，任谁都不可能无动于衷的。"

高某："是呀，所以我实在是太难了，老天对我真的太不公平了。"

我："人吃五谷，总是要生病的。对了，能告诉我，妻子眼中的您是什么样的人吗？"

高某："和多数家庭一样，我主外，她主内。在她心中，我总是尽善尽美，能将事情处理得最好，几乎是个完美的人了吧。嘿嘿。"

我："那您妻子一定很崇拜您、依赖您呢。"

高某："真是汗颜呢。其实她真的很好，对家庭的付出一点不比我少，甚至更多。作为一个男人，我必须有责任，有担当，我除了经济上的支持，对家里的关心还是太少了。"

我："这一不小心，我可是妥妥地吃了一大把'狗粮'呢，真是美煞旁人。这些天，您是怎么熬过来的呢？"

高某："当看到体检报告，我整个人就蒙了。孩子还这么小，我得了这病，家庭的重担全压在了我老婆身上，我真的是太没用了，不但没法照顾她，还要依靠她来照顾。"

问题解构详见表3-3-2。

表 3-3-2　问题解构

贡献	影响
妻子对他的贡献	照顾家庭
他通过妻子形成的身份认同	经济上的支持
他对妻子生活的影响	做事尽善尽美
这种贡献对妻子身份认同的意义	双方关系和谐,共同照顾家庭

4. 问题改写

我:"您知道吗,前列腺癌其实没有您想象中的可怕,很多患者都是带癌生存的。"

高某:"真的?"

我:"当然是真的咯,国外的前列腺癌发病率比我国高,他们很多患者都与肿瘤和平共处。"

高某:"那我也要成为这样的人! 为了我的家人,我一定要好好加油!"

我:"您真是个很有责任心的人呢。"

高某:"嗯,是的。工作中我尽心尽责,生活中我努力担当。"

我:"现在您觉得您会努力跨过眼前这道坎吗?"

高某:"那是必须的,只要我身体恢复了,就还会像原来一样,认真对待工作和生活。"

我:"有什么话想对现在的自己说吗?"

高某:"因为担心他们,我更要快些把病养好,照顾家人。"

我:"那对于生病前的您,想说点什么呢?"

高某:"谢谢您,给了我希望,让我又有了坚持下去的勇气,让我想起来曾经的我不论遇到怎样的风浪,依旧会很努力,只要有一丝希望,就会拼尽全力。"

我:"等到手术后,您会怎样看待现在这段时间的经历呢?"

高某:"之前确实是我太消沉了,不是我的风格啊。为了家庭、妻儿,我一定会康复的,宝宝的未来一定有我!"

问题改写详见表 3-3-3。

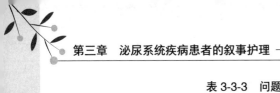
表 3-3-3　问题改写

时间	行为蓝图	认知蓝图
很久以前	遇到风浪	拼尽全力
过去	为了妻儿	努力工作
最近	被诊断为前列腺癌	蒙了
现在	沉闷、消沉	煎熬、担心
未来	手术	宝宝的未来一定有我

5. 外部见证人

我:"看到您振作起来,我很开心,那之后再去做检查什么的,别拒绝了呢。"

高某:"不会了,我一定会积极治疗,争取早日康复的。"

我:"看到您可以这样,您妻子和宝宝来了之后,一定会很开心的。"

高某:"嗯,真的很谢谢您呢。"

我:"不不,我在您身上学到了很多很多,我应该谢谢您才是呢。"

高某:"哈哈,那我们以后一起加油!"

外部见证人详见表 3-3-4。

表 3-3-4　外部见证人

阶段	内容
表达	宝宝的未来一定有我
共鸣	吃了大把"狗粮",羡煞旁人
触动	我在您身上学到了很多很多
好奇	这些天您是怎么熬过来的呀

6. 治疗文件

书籍。

【患者转归】

之后的几天里,他积极配合各项检查和治疗,和刚入院那会儿判若两人,不再一个人闷闷不乐,郁郁寡欢,不再惧怕疾病,而和病友、护士有了更多的交流,甚至和大家开起了玩笑。每次妻子和宝宝来看他,他都喜笑颜开,时不时地能听到他的笑声从病房中传出。曾经那个积极向上的他又回来了,与此同时,还会帮着护士用自身经历给同病房的其他病友鼓励。一周后,他顺利完成了手术,经过几天的恢复,便出院了。

【护理感悟】

高某是一名值得学习、值得尊重的患者。原本的他在工作中非常努力、优秀,在叙事护理的过程中,让我从他身上学到那种咬定青山不放松、坚忍不拔的意志。虽然生病使他煎熬、困惑、意志有所消沉,同样也是通过叙事护理的帮助,让他重新有了生的希望,为了家庭、妻儿,他会一直有勇气地走下去。

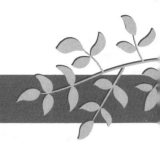

第四章

内分泌系统疾病患者的叙事护理

第一节　甲状腺癌患者的叙事护理

　　甲状腺癌(thyroid carcinoma)是临床常见的内分泌肿瘤,发病率约占全身恶性肿瘤的 1%,2022 年国家癌症中心发布的中国癌症数据显示,我国甲状腺癌的发病率逐年上升,尤其在女性群体中,其发病率已排第 5 位。其会给患者带来强烈的心理与生理应激反应,导致患者心理弹性脆弱,直接影响手术顺利进行及术后康复效果。

【案例介绍】

　　杨某,女性,49 岁,农民,自述 2 个月前无意中发现右侧颈部有一小肿块,无疼痛,故没有在意。近来发现肿块不断增大,遂来院就诊。无自觉疼痛,无呼吸困难及吞咽困难,无声嘶。颈部超声检查示甲状腺右侧叶实质性肿物及甲状腺右侧叶异常低回声,并以右侧甲状腺癌收入科室。杨某既往体健。在其得知自己身患甲状腺癌后,不愿相信事实,多次寻找医生和主任求证,杨某情绪波动大,随后坐在床边不语,也不愿见任何人,拒绝做任何治疗。回病房拉上床帘后不语,时常暗自哭泣,任凭大家怎样关心、安慰她,都无济于事。

【叙事护理】

　　1. 叙说故事

　　周一的病房里热闹非凡,杨某前来住院,我为她办理入院手续和进行日常护理操作。杨某得知自己身患甲状腺癌后,情绪波动大,坐在床边不语,也不愿见任何人,拒绝做任何治疗。时常暗自哭泣,任凭大家怎样关心、安慰她,都无济于事。

我:"阿姨,门口那位是您女儿吗?"

杨某点点头。

我:"长得可真好看,刚听她说快大学毕业了,您可真幸福啊。(抬头望了望挂在输液架上的生理盐水),生理盐水什么时候给您输?"

杨某:"不输了,输了也没用,还不如死了算了,您走吧。"

2. 问题外化

我:"阿姨,您千万不能这么说,您女儿听到了该有多难过,什么问题都是可以解决的,是吧。或许我能够帮到您,不妨把您心里话跟我说说,不能一直憋在心里。"

杨某(情绪崩溃,大哭):"癌症又怎么能治好呢,又不是感冒、发热过几天就好了,人家说这个是恶性肿瘤,死亡率很高,我就很害怕。怎么年纪轻轻就出现这个。我是造了什么孽呀。老天要这样对我。"

我:"阿姨,您能跟我描述一下现在感觉像什么吗?"

杨某:"我感觉就像胸口压了一块大石头,让我无法呼吸,胸口闷闷的。知道这件事我腿都发软了,脑袋里也一片空白,我觉得天都要塌下来了。这辈子也没想过癌症会发生在我身上。"

问题外化详见表4-1-1。

表4-1-1　问题外化

步骤	内容
问题命名	害怕,恶性肿瘤治不好
询问影响	活着没意思,担心孩子和家庭
评估影响	患病的日子暗无天日
论证评估	想要回到原来健康、幸福的生活

3. 问题解构

我(拉住杨某的手):"阿姨,不哭了,把您想说的话都说出来,说出来就会好一点。"

杨某:"我们就是普普通通的农民,一辈子就靠种庄稼维持生计,孩子他爸身体又不好,哪里又能拿得出那么多钱来治病,孩子还在读书,正是关键时刻,谁知道来了这个病。开始我就怀疑怎么会得这个病,平时身体挺好,我就不信,便跑到医生那里又问了几次,终究还是逃不过,我现在就是担心、害怕,怕拖累了孩子。想来想去还不如不治了。"

我:"您现在,您要是这么想的话,不仅对您自己不负责任,也是对您孩子的不负责任。阿姨,您说呢?"

杨某点点头,哭泣。

我:"您的病情呢,我们也了解,并没有您想象得那么糟糕,您目前仅出现甲状腺肿大,其他情况都良好呀,您不要过于担心,如果您一直以这个状态下去,随着病程的进展,肿块也许会逐渐增大,会慢慢变硬,治疗也会更加困难。您现在什么都不要去想,争取早日手术,综合治疗,早日出院,我想这也是您家人想看到的。而且我们科室像您这样的患者也有很多,您看您隔壁床的王阿姨也刚刚做过手术,恢复得很好呀。您要相信我们,我们也会全心全力帮助您的。"

杨某:"您说得对,我也是一时接受不了这个事实,我这个人性子比较急,脾气也比较大,开始我是怎么都不相信自己会得这个毛病,我们家人从来没有啊,为了看这个病,专门坐十几个小时火车到上海来,女儿一直陪着我,我觉得太愧对孩子了。今天早上一大早就来排队挂号,我们哪里熟悉这环境,在这里又无依无靠的,刚刚还因为自己暴脾气跟他们生气,是我的过错。"

问题解构详见表4-1-2。

表 4-1-2　问题解构

问题	影响
普通农民	经济压力大
疾病对其生活、心理的影响	感到恐惧，怕治不好
疾病拖累孩子	愧疚、更加难过

4. 问题改写

我："哪个妈妈不心疼自己的孩子呢，您看您闺女这么懂事，她也希望自己的妈妈平安、健康地出院啊，您要理解孩子的一片苦心，一家人齐心协力去战胜病魔。"

杨某："行，我听您的，人不能只为自己活着。"

我："是的，您不仅是为您自己，也是为您的家人，我想他们知道您现在这样积极地面对疾病，他们也会感动的。"

杨某："嗯，我的家人他们需要我，哪怕再困难也要挺过去。我相信你们，你们是负责任的医生、护士，我会积极配合你们治疗，之前是我不对，给你们添麻烦了，我会好好改改我的脾气，争取早日手术，早日康复。"

问题改写详见表 4-1-3。

表 4-1-3　问题改写

时间	行为蓝图	认知蓝图
以前	下地做农活	身强体壮
最近	不能做家务，吃不下饭	乏力、消瘦
现在	住院治疗、手术	废人，生活没意思
未来	康复出院	好好生活

5. 外部见证人

我："不客气，这也是我们应该做的，您好好休息，从现在开始，您就要保持这个状态，和家人共同面对，体谅他们，您不是一个人在战斗，我们要齐心协力，战胜疾病，怎么样？"

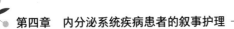

杨某:"放心,我会的。"

我:"加油!"

外部见证人详见表 4-1-4。

表 4-1-4　外部见证人

阶段	内容
表达	辛苦大半辈子把孩子供入大学
意象	辛劳、勤奋,把最好的给孩子
共鸣	我拼命工作也为给孩子最好的生活
触动	尽一切把最好的给孩子

6. 治疗文件

书籍。

【患者转归】

几天后,杨某女儿跑过来感谢我:"谢谢您关心、开导我妈妈,她最近心态好多了,也愿意和我们说话,跟我们讲她内心的感受了。"通过从其他方面了解和自己观察,我得知杨某状态好转,积极配合治疗。杨某的手术顺利并即将出院。

【护理感悟】

叙事护理能够激发共情,引导杨某及其家属舒缓情绪,对疾病治疗及康复都有着重要的意义。杨某产生很多负性情绪,出现消极心态、易激惹,我们深入了解杨某的生活状态,帮助她舒缓负性情绪。护士在掌握叙事护理相关理论外,还需要丰富的临床经验和扎实的理论知识,在实施专业照护的同时,让患者感受到护理的温度。

第二节　乳腺癌患者的叙事护理

乳腺癌是乳腺上皮细胞在多种致癌因子的作用下,发生增殖失控的现象。疾病早期常表现为乳房肿块、乳头溢液、腋窝淋巴结肿大等症状,晚期可因癌细胞发生远处转移,出现多器官病变,直接威胁患者的生命。乳腺癌是女性最常见的恶性肿瘤之一,严重威胁女性的生命和健康。乳腺癌发病率高,且患病年龄年轻化。随着乳腺癌诊疗技术不断进步,患者生存率也普遍高于其他多数癌症。但是乳房切除、放 / 化疗带来的不良反应均可导致女性身体形象发生改变,躯体不适可导致心理状态失衡,如自我形象改变引起自卑甚至病耻感,对家庭、婚姻、生活丧失信心等,从而改变患者生活应对方式。癌症本身是一种心理应激源,会使患者产生各种情绪反应和心理症状,而这些心理症状又影响患者的生活质量和身体康复,并有可能加速癌症的发展。心理 - 社会支持有助于改善患者的身体或心理症状。

【案例介绍】

谢某,女性,33 岁。刚刚结婚 3 个月,自己是单亲家庭,与丈夫相亲认识,1 个月前行孕前检查时,查出乳房肿块,10 天前行右侧乳腺癌根治术,丈夫因为妻子患病提出离婚,患者比较抑郁。

【叙事护理】

1. 叙说故事

因每日伤口的疼痛与丈夫不关心的煎熬,在一次行补液治疗时患者突然情绪崩溃,大哭出声。

我:"谢女士,您怎么突然哭了呢? 是不是我进针太疼了?"

谢某:"不是的,我现在乳房也没有了,半个身体看起来空荡荡的,只有难看的伤疤,您看我现在包着厚厚的绷带的样子,就像个怪物……我再也不能穿好看的泳衣去游泳了,也不能穿美丽的裙子了。而且我老公昨天和我说我已经不算是个女人了,他要和我离婚……我真的好难过,护士,没有了乳房,我是不是不算是个健全的女人了?"

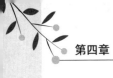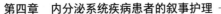

2. 问题外化

我："您现在感觉怎么样呢,能跟我说一说吗?"

谢某："疼!真的好疼!不只是伤口疼,我的心好像更疼!生无可恋!感觉胸口压了块大石头,让我想睡睡不着,我感觉自己就是条跳出水的鱼,在岸上徒劳地挣扎。"

问题外化详见表4-2-1。

表4-2-1　问题外化

步骤	内容
问题命名	心疼、生无可恋
询问影响	老公想要离婚
评估影响	觉得自己丧失了女人的特征
论证评估	想要过回没生病之前的生活

3. 问题解构

我："如果为了保留乳房而姑息疾病,那才是本末倒置!您觉得生命和乳房哪个比较重要呀?"

谢某："肯定是生命更宝贵。可是我已经没有乳房了,以后要怎么办呀?"

我："虽然乳房是女性的特征,但是现在治疗疾病才是关键,而且现在可以再造乳房,比如像乳房一期再造和乳腺假体植入等,您看安吉丽娜·朱莉虽然切除双乳,可是依然风姿绰约、美丽迷人,您也可以像她一样的!"

谢某："对,这件事我听说过,可我没有她那么勇敢。"

我："人生啊,总有谷底和山峰,您愿意跟我聊聊生病前的您吗?"

谢某："我以前在公司里做领导层,工作都很踏实、肯干。"

我："您这么年轻就已经是领导层啦?那您肯定非常优秀吧。"

谢某："我是985大学毕业的,学生会的组织部部长,以优秀毕业生的身份毕业。为了让我妈过好日子,我在工作时非常认真刻苦,别人不愿意做的,我都愿意去尝试。"

我:"好厉害啊! 您这么棒,肯定有很多追求者吧?"

谢某:"我对自己的外貌还是比较有信心的,以前追求者很多,但是我都拒绝了,年纪大了就耽搁了。以前我是被众人倾慕的白月光,现在我老公却提出要和我离婚,我们结婚才3个月,为什么他要这么对我,我好伤心、难过……"

我:"你们是怎么认识的呢?"

谢某:"我和老公是由阿姨介绍的,我年纪大了,又是单亲家庭,感觉老公是个老实人,值得托付,为了不让妈妈担心,我们认识3个月就结婚了,没想到我却生了这个病。"

问题解构详见表4-2-2。

表4-2-2　问题解构

学业工作	影响
学习好	985大学
自身能力强	组织部部长
工作能力强	领导层,让母亲过上好日子
以前追求者众多,现在闹离婚	落差感大

4. 问题改写

我:"原来是这样呀,那你们感情基础还好吗?"

谢某:"谈不上多少感情,就是觉得他人比较老实,可以一起过日子。"

我:"你们结婚是因为年龄到了,顾及家人的感受。现在您刚动完手术,正在恢复期,更是您需要坚强的时候。而且不是您一个人在战斗,您还有爱您的母亲、关心您的朋友以及希望您康复的我们这些医务工作者,我们都会陪在您身边的。"

谢某:"真的吗? 护士,有这么多人关心我吗?"

我:"当然是真的! 这些日子里您的母亲每次提到您都满满的骄傲与心疼,您的朋友也常来看望您,大家都希望您可以打开

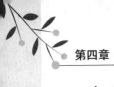

心扉,好好治疗,早日康复。"

谢某:"护士,听了您这些话,我觉得我应该为了关心我的人而活,为了以前那个坚强的自己而活。"

我:"对的,那接下来应该怎么做?"

谢某:"我要好好接受治疗,看好病。"

我:"治疗的过程是很辛苦的哦。"

谢某:"再苦也有苦尽甘来的一天,我希望在那天到来的时候可以和关心我的人一起好好地生活。"

我:"那您有什么想对生病之前的您说的吗?"

谢某:"珍惜自己,过一个不一样的人生。"

我:"这个想法很好,等结束治疗后有什么计划吗?"

谢某:"等病好了我要好好地出去看看这个世界。不是有一句话嘛——身体和灵魂,总有一个在路上。"

问题改写详见表4-2-3。

表4-2-3　问题改写

时间	行为蓝图	认知蓝图
很久以前	专注学习,重点大学	聪明
过去	努力工作,领导层	有能力
最近	凑合结婚	婚姻出现问题
现在	生无可恋	感觉自己不是女人
未来	接受治疗	善待自己,享受生活

5. 外部见证人

我:"真的想好了? 那我们做个约定吧,现在开始,每次您来治疗的时候,我们都一起聊天分享最近的经历,如果您愿意的话我也可以成为您的朋友,您可以每次都找我倾诉。"

谢某:"太好了,真的谢谢您。"

我:"不用客气,都是我应该做的,您的勇气值得我学习,那我们一起加油吧!"

谢某:"好! 一起加油!"

外部见证人详见表4-2-4。

表4-2-4 外部见证人

阶段	内容
表达	20多岁时为了让母亲过上好日子
意象	坚强少女,敢闯敢拼
共鸣	已婚妇女可以互相理解
触动	想成为朋友

6. 治疗文件

乳腺癌宣传资料、乳房重建资料。

【患者转归】

5天后,患者母亲问我:"您怎么办到的? 她现在不再整天抱怨了。"患者不仅积极配合操作还主动分享自己的感受,经常参与大家的交流,帮助新入院的患者。她的变化让母亲感到欣慰。10天后她恢复良好,顺利出院。

【护理感悟】

本案例中,护士在打针时发现患者哭泣,从而引导患者讲述自己的家庭、婚姻、工作,将患者从生无可恋的状态改变成积极接受治疗的状态,给予了患者对未来的希望。我们在对患者进行心理护理的时候,不应该局限于固定的时间、地点,而是要把患者当成朋友,随时随地地进行沟通。

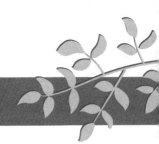

第五章

神经系统疾病患者的叙事护理

第一节　脑出血患者的叙事护理

高血压脑出血（hypertensive cerebral hemorrhage，HICH）是由高血压引起的颅内动脉、静脉或毛细血管破裂引起的脑实质自发性脑血管疾病，它是高血压最严重的并发症之一，其死亡率排在非创伤性脑出血的第 1 位。

高血压脑出血起病快、死亡率高、恢复缓慢，患者常遗留不同程度的神经功能障碍，是卒中的一种。在世界卒中日讨论中，复旦大学附属中山医院季建林教授曾指出，卒中后抑郁并不少见，半数以上卒中患者在康复过程中会出现卒中后抑郁，这是卒中后的正常情绪反应，医护人员在积极治疗卒中原发病的同时，也应该注意患者的情绪变化，尤其是对于病情稳定的患者。

【案例介绍】

张某，男性，29 岁，货车司机，有高血压病史，未规律服药。患者在上完夜班回家途中，突发意识丧失，来院急诊，CT 示脑出血，立即在全麻下行血肿清除术，术后转入 NICU 继续治疗。经过 3 天的治疗，现患者神志清醒，右侧肢体偏瘫，患者情绪低落，言语消极。

【叙事护理】

1. 叙说故事

清晨，我在给张某做晨间护理时，温柔地与他打招呼问好，但张某未予理睬,我决定一会儿有空时与他聊聊。

2. 问题外化

我:"张某,听夜班护士说您昨晚睡得还可以,昨天一天没有发热,血压控制得也很好,您今天感觉怎么样呀?"

张某:"就那样吧,还能怎样,跟植物人似的一天到晚躺在这里,手也动不了,腿也动不了的!"

我:"听您讲话,感觉您今天心情不好呀,怎么了,是哪里不舒服吗?"

张某不耐烦地用左脚踢踢被子说:"能舒服吗!我现在就是一个'废人'。本来我就胖,180斤,女朋友不爱我了,跟我分手了,现在右边又瘫了。你们把我救回来做什么。"

我:"您是感觉自己右边不能动了,生活不方便对吗?"

张某:"瘫了,一辈子就在床上瘫着了,也没人爱了,你们救我也是浪费,我这样活着还有什么意思。"

问题外化详见表5-1-1。

表5-1-1　问题外化

步骤	内容
问题命名	女朋友分手,右侧肢体偏瘫
询问影响	感觉不会有人再爱自己
评估影响	活着不如死了
论证评估	回到以前的生活

3. 问题解构

我:"您现在30岁还不到,如果就这样轻易放弃自己的生命,您有没有想过自己会不会有什么遗憾呢?"

张某:"遗憾?是有点遗憾,小的时候,爸妈工作不好,家里穷,看到其他小朋友和爸妈一起去旅游,就羡慕得不得了,所以我早早就学会了开车,打算长大后带着爸妈自驾游,游遍全世界。"

我："您一定很爱您的爸爸妈妈吧,要不然也不会想着带他们去旅游了。"

张某："我小的时候家里穷,爸爸妈妈省吃俭用也要给我最好的,家里哪怕只有一块肉,也得留着给我吃。小时候想要个玩具,爸爸妈妈就省吃俭用给我买。"

我："那您爸爸妈妈很爱您呀,您怎么能感觉没有人爱您呢! 爸爸妈妈的爱是最无私的,前几天您病情不稳定的时候,您爸爸妈妈都是轮流守在我们监护室门口的,生怕您有什么意外。"

张某沉默一下说："嗯,是我对不起他们,又给他们增加累赘了。"

我："怎么可以自暴自弃呢,您后期加强康复训练,右侧肌力肯定能提高很多的。再说,带着爸爸妈妈环游世界的梦还未实现呢! 为了爱着您的爸爸妈妈,您也不能放弃呀。"

问题解构详见表 5-1-2。

表 5-1-2 问题解构

贡献	影响
家庭	爸爸妈妈从小就爱他
梦想	带爸爸妈妈环游世界
工作能力	很早就学会开车

4. 问题改写

张某："嗯,我……您说得对。我要努力锻炼,要好好规划未来。"

我："我现在帮您把环游世界的愿望写下来,用它来给您打气,好不好。现在出院后还想着去喝老酒、抽大烟吗?"

张某会心一笑："不了,不了。我得珍爱生命呀。"

我："这样想就对了!"

问题改写详见表 5-1-3。

表 5-1-3　问题改写

时间	行为蓝图	认知蓝图
以前	自驾游	努力学习开车
现在	偏瘫,感觉没人爱	父母爱我,康复锻炼可提高一定肌力
未来	实现自驾游	积极配合锻炼

5. **外部见证人**

在后续的治疗过程中,张某看见我们会主动跟我们打招呼、聊天。视频探视时,也会用健侧的手托住患肢,努力跟爸爸妈妈招手。他的父母也说他现在越来越开朗了,前两天还和他们计划着自驾游地点,同病房的病友也觉得小伙子开始理人了,平时还喜欢和病友讲讲生活上的事。

6. **治疗文件**

愿望卡片。

【患者转归】

一个星期后,张某血压控制稳定、情绪稳定,转康复医院继续治疗,走时还特意给同病房的病友打气,相约康复医院一起锻炼。后来,家属送来了感谢锦旗,感谢曾经照顾过他的我。

【护理感悟】

在重症监护室,每天都上演着关于生命的抢救时速赛,小张的故事在监护室不是个案,类似小张的故事每天都在上演着。人类是一个个体,但又不单单是一个个体。亲情、友情、爱情,他人给予的感情,都是可以支撑我们度过人生低谷期的动力。虽然重症监护室护理工作是繁忙的、紧张的,但我们作为生命的守护者,我们不仅要呵护张某的躯体健康,更要呵护他的心理、精神、心灵的健康。为张某重拾战胜疾病的信心。通过叙事护理,我们的护士主动了解患者的情绪、感受、体验,交换立场,用心发现他们故事中的心理,及时进行剖析,作出正向引导,得以促进张某的早日康复。

第二节 脑梗死患者的叙事护理

我国是脑血管病发病率非常高的国家,脑血管病的发病率及致残率高,尤其是脑梗死患者致残率往往高于脑出血患者,引起脑梗死的原因是供应脑血液的颅外和颅内动脉发生闭塞性病变,未能获得及时、充分的侧支循环,使局部脑组织的代谢需要与可能得到的血液供应之间发生超过一定限度的供不应求现象。脑梗死患者确诊后进行积极治疗、及时护理很重要,对日后康复具有重要意义。

【案例介绍】

张某,女性,68岁,因"头晕伴右侧肢体无力"拟以脑梗死收入院。现入院第3天,既往有高血压病史10余年,糖尿病20余年,规律服药,配偶于2011年确诊为肌萎缩侧索硬化,育有一子一女。

【叙事护理】

1. 叙说故事

张某:"我觉得人老了不中用了,右边的手脚不利索了。脑梗这个毛病我知道的,会不停地复发,而且一次比一次严重。"

2. 问题外化

我:"张阿姨,您现在最大的感觉是什么?"

张某:"我现在啊,就是担心,担心自己的毛病,我老伴儿身体也不好,以后谁来照顾他啊,担心以后生活各方面该怎么办!"

问题外化详见表5-2-1。

表 5-2-1　问题外化

步骤	内容
问题命名	担心
询问影响	老伴儿没人照顾
评估影响	生活质量下降
论证评估	想要恢复健康

3. 问题解构

我:"我能理解,阿姨您很了不起。我特别佩服您。平时的生活啊,都是您在照顾老先生,一个人很不容易。老先生是生了什么病啊?"

张某:"哎呀,他啊,2011 年在华山医院确诊为肌萎缩侧索硬化,这个毛病很少见,知道的人很少。他在那看病的时候,主任带了一屋子的医生来看他。据说这是他们第一例这样的患者。"

我:"这个疾病我知道,最近很多明星进行的'冰桶挑战'就是为了这个疾病患者募款的。当时一定很难过吧?"

张某:"是啊,当时感觉天都快要塌了,医生说这个毛病很难治。"

我:"对的,那个伟大的科学家霍金也是生了这个疾病。那您这些年太了不起了。"

张某:"我啊,只能乐观地打起精神,我得好好照顾他啊。"

我:"这对你们的生活一定有很大的影响。"

张某:"对呀,以前呢,我的身体一直不好,也什么都不会,总是他照顾我。买菜、洗衣、做饭都是他。他做菜特别好吃,也特别会打理家里。"

我:"老先生对您真好,真幸福。"

张某:"对啊,那会儿我什么都不会。他刚生病的时候,他说他怕我自己一个人照顾不好自己。就把他会的本事一点点地都教给我。慢慢地,我也能把家里打理得很好了。"

我："那这么大的问题都能克服,您现在也不要想那么多,好好看病。"

张某："是啊,后面我的身体也慢慢变好了。而且医生说他很幸运,疾病发展得很慢,现在也基本稳定了。"

问题解构详见表5-2-2。

表5-2-2　问题解构

贡献	影响
老伴儿对她的照顾	照料生活
老伴儿的疾病对她生活的影响	生活能力提高
老伴儿对她生活的影响	坚韧、乐观
这种贡献对生活的意义	幸运、身体变好

4. 问题改写

我："幸运真好!那么艰难还认为幸运,真坚强!怎么能让幸运更强大?"

张某："好好活着就是幸运。"

我："好好活着是指什么?"

张某："老伴儿和我,我们都在就是幸运。希望疾病离我们远一点。"

我："这个毛病以后要长期吃药的。"

张某："我知道,我以后一定坚持服药。"

我："如果让您回到您老伴儿生病以前,您会对他说什么呢?"

张某："我一定会对他说,老伴儿,不管以后发生什么,我一定好好照顾你。"

我："您这两天心情不好,老先生特别担心您。等会儿您儿子带他过来,您要跟他说什么呀?"

张某："我要和他说,我一定打起精神来,好好看病,听医生、护士的话。"

问题改写详见表5-2-3。

表 5-2-3　问题改写

时间	行为蓝图	认知蓝图
很久以前	身体不好,由老伴儿照顾	不中用
最近	头晕,右侧肢体无力	担心预后
现在	焦虑、担心	身体一天不如一天
未来	好好吃药	好好活,不让老伴儿担心

5. 外部见证人

我:"真的不怕了? 现在还不晚。要不等会儿老先生来,您给他个拥抱,好好陪他说会话,好不好?"

张某:"行,我有好多话要和他说。"

我:"您的坚强是我应该学习的,现在我的工作和家庭老是冲突,都想放弃了。"

张某:"您可别,生活没有过不去的坎。"

我:"那我也试试,咱俩约定了哈!"

外部见证人详见表 5-2-4。

表 5-2-4　外部见证人

阶段	内容
表达	为了自己想要的生活而努力
意象	老先生的关爱给我力量
共鸣	和老伴一起好好活下去
触动	不论何时,好好生活

6. 治疗文件

书籍。

【患者转归】

两天后,她老伴儿问我:"您说了啥? 她现在爱笑也爱说

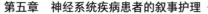
话了！这两天还主动参加病友活动,还说等出院了要和我去旅游哩。"她的责任护士也说,她不仅积极配合操作,还能主动沟通自己的感受了;从病房室友口中我们还知道,她现在经常参与大家的交流,时不时还讲笑话。一周后她恢复良好,顺利出院。

【护理感悟】

本例中张某患上脑梗死,复发率及致残率高,家中还有老伴儿需要照顾,所以心情低落,出现逃离反应,态度淡漠,不愿与人交流,认为自己是一个"废人"。通过叙事护理的理念和技术,主动进入她的生命故事,发现她生命中的"例外故事",在现在、过去、未来中反复穿梭,不断改写她的认知蓝图,最终发生行为的改变。

第三节 脑胶质瘤患者的叙事护理

脑胶质瘤是由大脑和脊髓胶质细胞癌变所产生的最常见的原发性颅脑肿瘤。年发病率为(3~8)/10万。目前,对癌症的治疗尚无特效药,多通过化疗、放疗、手术等方式进行治疗,最常用化疗治疗,但化疗可破坏正常组织细胞,出现一系列突出的生理、心理问题,如恶心、呕吐、焦虑、抑郁、易激惹等,影响患者的生活质量。对于首诊癌症化疗患者,对疾病的接受程度及认知存在更大的压力。

【案例介绍】

夏某,女性,23岁,大学应届毕业生,3个月前因时常自觉嗜睡、头痛、恶心、呕吐、视物模糊等症状于医院就诊,最终诊断为脑胶质瘤Ⅱ级。1个月前患者接受外科手术治疗后,现仍需接受进一步的放疗及药物化疗。患者神色紧张、表情痛苦,对放疗、化疗很抗拒。

【叙事护理】

1. 叙说故事

入院后,责任护士对夏某进行了多次健康教育,嘱咐夏某要保持积极、愉快的心情,树立战胜疾病的信心。但是患者始终情绪低落、神情紧张,不愿意配合治疗。在护士的鼓励下,夏某终于向护士倾诉了自己内心的不安。

夏某:"我真的很害怕,我刚结束美丽的校园生活,正准备迎接灿烂的社会生涯,谁知就被告知得了癌症。犹如晴空霹雳,现在我更是要接受放、化疗,我真的很害怕。我看过很多影视剧里那些年轻女孩在长期接受放疗、化疗后,个个面容憔悴,没有一丝活力,还要饱受病痛的折磨,全身疼痛、发热、恶心、呕吐,各种不良反应。我真的很恐惧。"

2. 问题外化

我:"可以告诉我这种让您感觉绝望、恐惧的情绪是从什么时候开始的吗?"

夏某:"在我诊断为脑胶质瘤的时候,我知道这是恶性肿瘤。"

我:"可以和我倾诉一下,您觉得什么时候疼痛最难以忍受呢?"

夏某:"在每次放疗、化疗结束后的当天,我感觉全身骨头像是要被人捏碎。吃完化疗药物还经常感觉恶心、想吐。这使我真的痛苦极了。"

我:"我想疾病一定给您的生活带来了很多改变,所以我想请问现在的生活是您想象中的样子吗?"

夏某:"当然不是,我刚大学毕业,正想在工作中大展拳脚。我是学自媒体的,以前我总是走在街头巷尾,去记录自己生活的点滴,剪辑成短视频,在网上也很受欢迎。可现在,病痛折磨着我,每周的放疗让我坐也不是躺也不是,东西也吃不下,我实在很恐惧。"

问题外化详见表5-3-1。

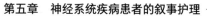

表 5-3-1 问题外化

步骤	内容
问题命名	害怕、恐惧
询问影响	痛苦至极
评估影响	不是自己想要的生活
论证评估	想要开始社会生活

3. 问题解构

我："原来您那么棒,还会自己拍摄剪辑视频,会记录自己身边的点滴,真的很优秀呢。"

夏某："是啊,我觉得拍摄视频是一天中最有意思的时间了,可以很认真、投入地去做一件事。可现在每天只要一想到要进行化疗,化疗后全身酸痛、疲乏无力,感觉整个人都被掏空了一样。"

我："您不用害怕,这是化疗后的不良反应。每个人对药物的敏感程度不同。您看,我手机照片上这位 12 岁的小女孩朵朵也是一名脑胶质瘤患者,小小年纪就经历了手术、放疗、化疗等一系列治疗。原本长长的小辫子也慢慢变成了板寸。可朵朵觉得这样也很美丽,就像电视里英勇的解放军一样英姿飒爽。虽然每次做完化疗都会难受得哭鼻子,可朵朵相信终有一天她会像别的小孩子一样快快乐乐地在阳光下玩耍。"

夏某："护士,其实我也知道恶心、呕吐、难受是正常的不良反应,可我以前从来没有遭遇过这种折磨。但您给我讲了朵朵小朋友的故事,我觉得病痛折磨的是肉体,勇敢取决于我们的坚持。在恐惧前,越退缩就越容易被害怕情绪支配,如果我想快点康复,就必须站到恐惧的前面,比恐惧更高大。"

问题解构详见表 5-3-2。

表 5-3-2　问题解构

疾病	影响
癌症对她的影响	痛苦、恐惧、绝望
治疗对她的影响	痛苦,各种不良反应
这种不良反应的痛苦对她的影响	寻找正能量,给自己打气,减轻痛苦

4. 问题改写

我:"您能这样想实在是太好了,那您现在还害怕治疗吗?"

夏某:"没有起初那么害怕了,疾病可以改变我的面容,改变我的样貌,但是我必须战胜它,跨过这道坎。"

我:"您那么热爱拍摄视频,您也可以考虑为自己做些什么呢?"

夏某:"原本治疗的折磨让我已经放下手中的相机,可现在我决定再次拿起相机,与大家分享我的'抗瘤'经历。相信网友们也会为我加油助威,陪我渡过难关。"

我:"等您身体慢慢康复,您最想做的事是什么?"

夏某:"我要成为自媒体达人,有自己优秀的作品,自己的风格,成立自己的工作室。"

我:"相信您一定可以实现,我会成为您忠实的粉丝。"

问题改写详见表 5-3-3。

表 5-3-3　问题改写

时间	行为蓝图	认知蓝图
过去	考上大学并毕业	有能力、有上进心
最近	确诊癌症	害怕、恐惧
现在	放疗、化疗	痛苦
未来	好好治疗	努力上进

5. 外部见证人

夏某:"谢谢您,护士。和您聊天后我真的不再那么害怕了,让我重拾信心。"

我："没事,我很期待您的'抗癌'视频,有没有想好给您的视频起个怎样励志的题目?"

夏某："我想好了,每个生病的患者都希望奇迹、幸运可以降临,我的视频系列就叫'当幸运来敲门'。"

我："真是一个不错的名字,越发让人期待您的作品。我相信奇迹、幸运一定会降临在您的身上。您真的很坚强。"

夏某："那真的要感谢您的鼓励,与我分享朵朵的故事,让我不再害怕治疗。我会加油的。"

外部见证人详见表5-3-4。

表5-3-4　外部见证人

阶段	内容
表达	喜爱拍摄视频
意象	成为自媒体达人
共鸣	热爱专业
触动	坚强值得我学习

6. 治疗文件
照片、案例。

【患者转归】

一周后,小夏举着手机兴奋地跑来护士台与我分享成果,她拍摄的"当幸运来敲门"系列受到了广大网友的关注,大家纷纷为她的开朗、勇敢点赞支持,并为她留言,给她加油鼓劲。小夏激动地说道"真的谢谢您,护士,看到网上那么多人为我加油,我真的太感动了。我也没有那么排斥放疗、化疗了,我相信我一定会战胜病痛,早日康复的。"看着小夏积极地转变,我高兴地给了她一个大大的拥抱。

【护理感悟】

首诊癌症化疗患者具有良好的心理弹性,能在面对疾病时有效地作出心理反应,并及时作出调整。医护人员在临床治疗或护理过程中,在对患者的疾病情况以及心理情况进行有效了解后,采用具有针对性的叙事护理干预,能够对患者面对疾病能力的提升起到积极作用,减少患者消极态度,为患者化疗后生活质量的改善和提高奠定基础。

第四节 前颅底肿瘤患者的叙事护理

颅底肿瘤是指发生并生长于颅腔底部及周围组织的肿瘤,包括脑底、颅底骨上面、颅底骨本身和颅底骨下面的肿瘤,可以向头端发展,侵入颅内,也可向尾端延伸,累及眶、鼻窦、鼻腔、颞下窝、咽旁间隙等区域。

前颅底肿瘤病变主要累及颅底骨的额鼻眶区,患者主要临床症状包括头痛、头晕、突眼、鼻塞以及脑神经受损等,并有不同程度的颅底骨骨折。患者及其家庭因为疾病往往承受巨大的压力,可直接影响手术顺利进行及术后康复效果。

【案例介绍】

冰冰,男性,12岁,诊断为颅前窝占位。2018年12月在全麻下行前颅底软骨肉瘤切除术。术后患儿体温持续高热,主诉头痛剧烈,医生给予抗生素及降颅内压的药物,使用后症状缓解,病情得到控制。但是患者情绪烦躁、哭闹不止,拒绝进食,不配合医疗、护理操作。在随后的几天,冰冰还是眉头紧皱,不理会别人,表情淡漠,人变得没力气了。

【叙事护理】

1. 叙说故事

我发现了在冰冰身上发生的细微变化,观察了他半天,在这半天他一直不说话,不理会附近发生的事情,一直沉默寡言。到了下午,我利用空余时间来到他的床边,跟他交谈起来。

我:"冰冰,您好呀,认识我吗?您看您这几天没有发热,头痛的症状也好多了,心里有没有放松一点啊?"

冰冰一下翻过身去,不理我了!

2. 问题外化

我:"冰冰,怎么了,最近还是不吃饭吗?"

冰冰闷着头生气地说:"你们骗人,你们没有把我脑袋里的坏东西拿掉!我不要吃饭了,饿死吧!"

我:"为什么这样说呢?有问题阿姨来帮您解决好不好?"

冰冰:"我不想跟你们说话,你们都是坏阿姨、坏叔叔。我不要吃饭,我手术结束了,但是我的眼睛还是凸出来的,并没有回到原来的位置。我现在还是丑八怪,以后别人还会笑话我,说我是怪物,以后没有小朋友愿意跟我玩,我再也不想见人了!"

我:"原来是这样啊!您看您几天没有吃饭了,就靠输生理盐水,身体想恢复起来也没有能量啊!"

冰冰:"手术前,妈妈说做了手术,脑袋会好,眼睛也会好,可是我现在头还偶尔会疼,眼睛更加没什么变化!"说完冰冰把头钻进被子里面去了。

我轻轻地拿开他的被子,握起他的小手,对他说:"冰冰啊,您的妈妈没有骗您啊,之所以现在您看到您的眼睛没什么变化,是因为它恢复到原来的样子是需要时间的啊!阿姨帮着您一起慢慢让这个大大的眼睛变回原形好不好啊?"

冰冰转过身,冲我眨了一下眼睛,好像在期待着变回帅帅的自己。

我:"来,冰冰,我们一起努力吧!"

冰冰看了一眼陪在一旁的妈妈,脸上露出了笑容。

我:"冰冰,眼睛的问题虽然不能马上恢复好,但是我们一定要先让自己的身体变得强壮有力气,这样才能变帅气呀!"

冰冰:"阿姨,您说的是真的吗?"

问题外化详见表5-4-1。

表 5-4-1 问题外化

步骤	内容
问题命名	情绪烦躁、拒绝进食,不配合治疗
询问影响	手术后眼球突出问题没有达到心理预期
评估影响	怕别人说他怪物,交不到朋友
论证评估	接受形象的变化需要过程

3. 问题解构

我:"当然了。冰冰,您平时在学校表现得好吗? 可以跟护士姐姐说说吗?"

冰冰:"在学校里,我一直是我们班的班长,我喜欢学习,因为学习能让我变得聪明,如果没有生病,我将要代表学校参加全市组织的数学知识竞赛呢,没想到我现在只能躺在这里,还是这么丑,什么也做不了,真急人!"

我:"冰冰,您真厉害,脑袋开刀这么大的手术您都没有害怕,坚强地挺过来了,手术很成功,接下来就是恢复的过程了,要对自己有信心哦,胜利就在对岸,我们一起加油!"

冰冰:"阿姨,手术虽然成功了,但是我一点也不想看到现在的自己!"

我:"冰冰,想要恢复它,只能靠您自己了,只要您能配合医生叔叔的治疗,听阿姨的话,您肯定会越来越好的哦!"

冰冰点了点头,说:"那大概需要多久呢?"

我:"等您脑袋里的压力控制稳定了,您不再感到头痛了,就可以慢慢地愈合了。"

冰冰:"那我以后头还会经常疼吗? 眼睛呢? 能不能恢复呢?"

我:"当然不会经常疼了,眼睛也能恢复,如果您想要快快地恢复,就要积极配合医生叔叔的治疗方案,情绪稳定下来,多吃一些有营养的东西,好不好呀?"

冰冰听完之后点了点头,看了一眼妈妈,说:"妈妈辛苦了,我会听话的。"

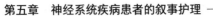

我:"这才对呀,冰冰最棒了,知道妈妈辛苦,接下来会听话的,只要有战胜疾病的信心,我们就一定能够胜利的。现在在医院里,医生、护士都会帮助您的,您的妈妈会一直陪着您的。您看现在的医疗条件这么好,又有家人的陪伴,只要您积极配合,我们就能够快点好起来,到时候您就可以去学校跟小伙伴一起上课啦!"

冰冰听完嘿嘿地笑了,小朋友的笑声还是那么的天真。

问题解构详见表5-4-2。

表5-4-2　问题解构

贡献	影响
学习经历对他的贡献	成绩名列前茅,老师的小助手
通过赞许形成的身份认同	班长,代表学校参加全市数学知识竞赛
眼球突出对他的影响	变丑,交不到好朋友

4. 问题改写

看到冰冰的笑容,我知道他的心结打开了,我顺势给了他一个问题:"那您接下来要怎么做呢?"

冰冰说:"阿姨,我明白您的意思,谢谢您,我现在要吃饭,然后吃药,多运动,积极配合医生叔叔的治疗。我不要让妈妈再为我流眼泪,我要做回男子汉,我还要快点好起来回学校上课呢!"他说这些的时候,眼睛里透露出来的是坚强和懂事!

问题改写详见表5-4-3。

表5-4-3　问题改写

时间	行为蓝图	认知蓝图
很久以前	学习成绩好	聪明
最近	不想自己的形象一直丑	理解手术的意义
现在	担心一直头痛、眼睛不能复位	知道了头痛会好,眼睛会有所改善
未来	是否可以跟正常人一样生活	知道想要痊愈要配合治疗

5. 外部见证人

我激动地说:"冰冰,好样的,在接下来的日子里,护士姐姐们、医生叔叔们都会监督您哦,您要说到做到,好好吃饭、积极配合治疗好不好呀?"

冰冰:"好的,我一定会做到的!"

第二天,冰冰看见我来了,主动跟我打招呼,还说自己吃了一大碗饭,看上去精神好多了。我拿出了给他准备的课外阅读书送给他,说:"这是阿姨奖励给您的,您可以在无聊的时候看一会儿书,这样您就不会那么无聊了。"

在后来的治疗阶段,冰冰积极配合治疗并主动参与治疗计划。看着冰冰一天天变得开朗,脸上洋溢着笑容,他的妈妈也很开心,有天私下拉住我的手说:"谢谢您,冰冰变得这么有信心,多亏了您。"

6. 治疗文件

书籍。

【患者转归】

1个月后,经过医生、护士的治疗和护理以及冰冰的积极配合,他的颅内压得到了有效控制,康复出院。出院半年多后的一天,收到了冰冰妈妈寄来的照片,还夹带着一封感谢信。照片中的冰冰长胖了一些,眼睛比住院期间复位了一些,信中除了对我们的感谢以外,还再次向我们表决心,会继续努力的,同时,我们也知道了冰冰已经重返校园,而且在自己的努力下,把落下的课程全部补上来了,赶上了同学们的脚步,他依然是同学们的好榜样、好朋友!

【护理感悟】

有一句名言:有时去治愈,时常去帮助,总是去安慰。有些疾病总是迁延不愈,或者给患者带来深刻的阴影。年纪比较小的患者往往注重自己的外貌,对于我们来说需要开导他们,告诉他们这只是暂时的,配合医护人员的治疗是可以恢复的。我们在护理患者的时候不能只注重对疾病的护理,还要注重对患者心理的护理和外观的护理。

第五节　脊髓肿瘤患者的叙事护理

原发于脊髓的肿瘤或继发于脊髓内的肿瘤称为脊髓肿瘤,脊髓肿瘤占中枢神经系统肿瘤总数的 2%~4%。20 世纪 70 年代以前,应用传统的治疗方法治疗髓内肿瘤效果并不好。随着影像科技及显微技术的发展,在应用显微神经外科手术治疗髓内肿瘤方面,诊疗水平和成功率有了显著的提高。脊髓占位性病变可能使患者肢体有明显的放射性疼痛,也可能出现一些脊髓受压的表现,比如出现肢体的瘫痪、感觉障碍、大小便失禁等,还有一些患者因为肿瘤部位的不同出现一些分离性感觉障碍。

【案例介绍】

林某,女性,36 岁。诊断为脊髓占位性病变,于 2018 年 9 月在全麻下行脊髓占位性病变切除术,术后生命体征不稳定,血压偏低,遵医嘱经静脉给予升压药物,患者生命体征得到初步控制。因患者高位截瘫,病情稳定后医生开始指导其肢体功能锻炼,但患者心情烦躁,存在消极情绪,不配合治疗,求生欲低,拒绝见家人。

【叙事护理】

1. 叙说故事

早上,我面带微笑来到林某的病床边。"林某,您好! 您现在恢复得不错啊,血压慢慢稳定下来了,升压药的用量也减少了!"本来睁着眼睛的林某闭上了眼睛不理我了。

2. 问题外化

我:"怎么了,为什么不愿意配合我们的治疗呢?"

林某睁开眼睛瞪了我一眼:"我不想治了,让我自生自灭吧!"

我:"为什么要这样想呢?"

林某:"我现在大小便都不能自己控制,弄得床上到处都是。"

我:"您现在表情这么痛苦,是不是因为您现在没办法控制身体活动的原因呢?您现在感觉怎么样呢?"

林某:"自从得了这个病,对我来说就是晴天霹雳,活着的每一天都很煎熬,我就是在'等死'。"说完这些林某的眼泪止不住地流了下来。

我顺手拿出纸巾帮她把眼泪擦掉,对她说:"是呀!您的这种痛苦我们是没办法体会到的,我很理解您的感受!"

林某睁大了眼睛看着我,也许她没有想到作为一个不熟悉的医护人员会这么耐心地倾听她的心声。

我:"林某,请您相信我们医护人员,我们一定会帮您想办法让您慢慢地好起来的。"说着,我轻轻抬起她的手臂,"来,我们一起坚持锻炼,一定会越来越好的。"林某看到后眼睛眯了起来,我知道她是答应我了!

我:"林某,虽然坚持锻炼这条路是很漫长的,但是经过我们一起努力,情况肯定会越来越好的。"

林某:"真的吗?真的会慢慢有知觉吗?"

问题外化详见表5-5-1。

表5-5-1　问题外化

步骤	内容
问题命名	不配合治疗,不愿意活动锻炼,拒绝与家人沟通
询问影响	高位截瘫
评估影响	没办法控制自己的身体,生活不能自理
论证评估	能否接受肢体功能锻炼

3. 问题解构

我:"林某,您和您的丈夫有小孩吗?"

林某:"有呀,我有两个小孩。现在孩子是我唯一的牵挂,也是我的精神支柱。他们的衣食住行全部都是我在负责。我平时对他们要求很严格。现在社会竞争那么激烈,我不能让他们输在起跑线上。就像我自己，也是逼迫着自己努力工作，我的工作很辛苦，但是为了我的孩子，还是得坚持。看到他们现在的成绩，我觉得很欣慰，一切的辛苦与付出都是值得的。"

我："您真幸福，您有两个可爱的孩子陪伴着您。那您觉得在孩子眼中，您是个怎样的妈妈呢？"

林某："是严厉的妈妈吧。"

我："严厉？为什么这么说？"

林某："是啊，我对他们非常严厉，但是孩子们真的都很听话。因为我自己就吃了读书少的亏，现在的工作赚得少而且还很累。为了给他们提供更好的教育环境，我缩衣节食，有时候得打两份工。看到他们每次被老师表扬时，我心里真的很开心。那时候想着，只要把孩子们培养出来，吃再多的苦我都不怕。"

我："您真的很厉害，为了孩子付出了那么多。"

林某："哎，我本来想着陪着孩子去参加钢琴的考级，可现在身体动不了了，也花了这么多钱，我还是一点儿都没好。怎么就让我瘫痪了呢，对我来说这真的是晴天霹雳，我现在生活一团糟，真是急死了！"

我："您现在手术已经做好了，而且手术挺成功的，接下来就是靠您自身的努力来进行康复锻炼了！"

林某："我想我的手永远不能拿东西了，人也永远站不起来了吧！"

我："林某，您怎么这样想呢？！您那么年轻，积极配合医生的治疗方案，肯定恢复得很快的。"

林某沉默了一会儿，说："我如果积极治疗，能恢复到什么程度呢？"

我："您能坚持下来积极做康复锻炼，慢慢地就能自己下地走路了，所以您一定要有信心，努力地坚持下去哦。"

林某："真的吗，那需要用多长的时间才能下地走路啊。"

我："我讲的当然是真的了，需要至少半年的时间，就能初见成效，如果一直在积极地做康复训练，就能恢复得很好，所以您要对自己有信心才行啊。"

林某:"听您这么说,我愿意去尝试。"

我:"对呀,只要您配合治疗,肯定会越来越好,同时您要随时跟医生沟通,好吗?"

林某听完之后点了下头,并把眼睛闭了起来。因为这几天的情绪不稳定,脾气发给了她的老公,导致她的老公不敢随便出现在她的面前,怕刺激到林某。这时,我试着问了一句:"林某,让您的老公过来陪您吧,我来指导他给您做康复锻炼好吗?"

林某睁开眼睛,点了点头,说:"其实现在我老公比我更辛苦,家里的一切都落在了他的身上。"

我:"对呀,您既然能想到这些,您就更应该要认真配合治疗,加强功能锻炼,现在的医疗条件都很好,只要努力就有改变,让自己越来越好!"

这一次,林某笑了,笑起来真的很美。

问题解构详见表 5-5-2。

表 5-5-2　问题解构

贡献	影响
孩子们的学习成绩好	经常受到老师们的表扬
通过赞许形成的身份认同	对孩子们要求严厉,节衣缩食,打两份工
高位截瘫对她的影响	没办法工作,没有收入

4. 问题改写

我心里明白,林某心结打开了,心里真的为她感到高兴。于是我接着反问她:"那我们接下来怎么做呢?"

林某:"谢谢您的开导,我明白您的用意,我会好好配合医生给我治疗的,积极锻炼,不让家里人再为我伤心难过,为了他们也为了我自己,我要早点好起来,战胜困难,给孩子们做榜样,陪他们慢慢长大!"

问题改写详见表 5-5-3。

表 5-5-3 问题改写

时间	行为蓝图	认知蓝图
很久以前	孩子们心中严厉的妈妈	为孩子创造好的环境,不输在起跑线上
最近	不想像个"废人"	勇敢面对高位截瘫的现实
现在	担心即使坚持锻炼也不会有好结果	有成功案例做榜样,增强了信心
未来	能否跟以前一样行走	知道想要痊愈要配合治疗

5. 外部见证人

我激动地说:"林某,您能这样想,我真的为您感到开心,在接下来的日子里,我、科室里我的姐妹们还有医生都会监督您的,放松心情,每天配合治疗,认真完成锻炼的任务哦!"

第二天,我来到病房,林某叫我到床边,高兴地对我说:"今天早上,我按时吃了你们发下来的口服药,我老公还给我做了手臂的锻炼,虽然就练习了几下,但是我也坚持下来了!"

我:"这是真的吗? 很不错哦,能看到您这样,真的很开心。"

说完,我拿出一个信封:"林某,我昨天跟您聊天时,无意间看到您家里人帮您在网站上发起众筹,我们知道住院费用也是您担心的一方面,昨天我们科室为您组织了一次小型的募捐,虽然数额不多,但这是我们的一份心意,更是对您的鼓励! 关心您的人有很多,加油!"

林某感动得流下了眼泪,我想:这一次的眼泪更多的是一种决心吧!

接下来的一段时间都能看到她积极地锻炼,使用的药物越来越少,身体各项指标平稳,在医生的建议下转到了康复中心,进行专业的康复锻炼。出院时,她跟我交换了微信,让我继续监督她。

6. 治疗文件

康复锻炼、募捐。

【患者转归】

半年后,突然收到她发来的视频,视频中她抬手跟我打招呼,手里拿着手机在打字,我看到她变得漂亮了,她说她为了见我化了妆!我感动得落泪了,林某太坚强了,我不由得竖起了大拇指!她笑着对我说:"谢谢您,是您让我变得坚强,我接下来会继续努力!"

【护理感悟】

在这则故事中,我们通过了解患者的家庭状况和所担心的问题,帮助其建立良好的信心来战胜病魔,让患者给她幼小的孩子做榜样,来勉励自己能够完成康复锻炼,从而更好地恢复健康。在做叙事治疗的过程中,不应该只是改变患者,更应该增强患者信心,抱着一颗陪伴的心,以叙事的精神去面对临床工作。我相信,患者一定能感受到我们真诚的付出。

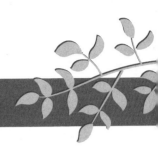

第六章

骨骼系统疾病患者的叙事护理

第一节　骨肉瘤患者的叙事护理

骨肉瘤是最常见的原发性恶性骨肿瘤。起源于间质细胞，肿瘤经软骨阶段直接或间接形成肿瘤骨样组织和骨组织而迅速生长。恶性程度高、病程短、转移快。好发于青少年，初期症状不明显，发现时多处于晚期，多治疗效果不佳，有复发可能。若早期发现，经病理证实后及时行规范化疗及手术，5年生存率可大于40%，但较多患者治疗期间出现抑郁、焦虑等不良情绪，特别是术后复发者心理压力更大。

【案例介绍】

李某，女性，22岁，在校大四学生，骨肉瘤术后1年。20岁发病，化疗1年，不幸肺转移。患者性格争强好胜、追求完美，再次住院后情绪明显低落，抵触治疗甚至出现厌世情绪。

【叙事护理】

1. 叙说故事

李某："我现在躺在医院，什么都干不了，与'废人'没什么两样，本来病情控制后可以继续上学，毕业后就可以上班，这次肺部转移入院，一下子就什么都没了，这一年多治疗本就让家里负债累累，本以为可以上班减轻家里负担，没想到……我现在很害怕，觉得看不到希望，自己完了，还要让家里人跟着受苦，心里感觉很难受，我不想继续化疗了，我想出院回家。"

2. 问题外化

我:"您觉得您这种感受叫什么?"

李某:"我觉得就是熬,感觉自己是个累赘,活着没有意义!"

问题外化详见表6-1-1。

表6-1-1 问题外化

步骤	内容
问题命名	熬、活着没有意义
询问影响	家人担心
评估影响	没有希望,怕拖累家人
论证评估	想要过正常年轻人的生活

3. 问题解构

我:"我能理解,您很坚强,听说您当年是以全县第一的成绩考入你们学校的,在校期间还多次获奖,您的同学都说您很坚强,也很努力。"

李某:"嗯,小时候家里在小县城,只有通过努力读书才能让自己视野开阔,以后有更多选择的权利,所以我一直都要求自己努力。因为这个病暂停学业,我憋着股劲儿,我就想等病好了能再回学校,毕业后可以好好工作,所以到处看病,再苦再难也不怕。"

我:"您觉得在您父母眼里,您是怎样的人?"

李某:"生病之前,因为成绩优异,自律性好,我常常是父母口中别人家的孩子,每次父母提起我都无比骄傲,但现在,我觉得我应该是个累赘(抽泣)。"

李某:"我本来想等病好了就能再回学校,毕业后可以好好工作,报答他们的养育之恩,可1年了,我还是那个病恹恹的我!您说怎么这么折磨人?"

我:"1年了,很难想象。您是怎么过来的?"

李某:"我就是心气高,不服输,之前上学时就这样。我不希

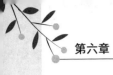

望父母再为我受苦，有时候真不愿意继续治疗。"

我："因为看不到希望，不愿给家里增加负担，所以不愿意继续治疗吗？"

李某："是的，我觉得我的病治不好。以前大学的时候朋友很多，我都不敢联系，怕看到他们我就会控制不住，我本该也是这样的生活啊！没意思，现在就是熬。不过我挺能熬的，这么多次化疗和手术，我都挺过来了，很幸运吧？"

问题解构详见表6-1-2。

表6-1-2　问题解构

外界因素	性格分析与影响
读书经历	努力、坚韧、聪明、有能力
父母眼中的自己	自豪但生病后怕拖累父母
跟同学少联系	对治病缺少信心，但又想回到之前的生活

4. 问题改写

我："幸运真好！那么艰难还认为幸运，真坚强！怎么能让幸运更强大？"

李某："现在不是我想要的生活，不用化疗，就能好好活了！"

我："'好好活'指什么？硬扛？想放弃？那样您父母该怎么想？"

李某："不，如果放弃就没有任何机会了，那我父母这1年的努力也白费了。现在坚持治疗，就能过上我想要的生活，就可以报答父母了！"

我："那个是慢性病，不能治愈？怎么办？"

李某："我知道治不好，最多不放弃，这次尝到苦处了。"

我："您跟您父母有什么要说的吗？"

李某："还是很幸运的，这么多回都挺过去了！为了我这病，他们更受罪，我会继续坚持下去，赶快好起来，不让他们担心。"

我："病情控制后，要怎么活？"

李某:"很遗憾!差点放弃治疗!如果重来,我会坚持下去,不管别人怎么想、怎么看!"

问题改写详见表6-1-3。

表6-1-3　问题改写

时间	行为蓝图	认知蓝图
很久以前	常考第一名	聪明、努力
过去	考上名牌大学,多次获奖	有能力
最近	多次化疗、手术	幸运、坚韧
现在	不愿继续治疗	废人,活着没意思
未来	不用继续治疗	好好活,不让父母担心

5. 外部见证人

我:"真的不怕了?那现在还不晚。我们坚持治疗,等病情控制后您可以去您学校跟同学多联系,您要知道他们现在的生活您以后也会拥有的。"

李某:"真的吗?那行,我试试。"

外部见证人详见表6-1-4。

表6-1-4　外部见证人

阶段	内容
表达	担心疾病治疗已晚
意象	疾病治疗为时合适
共鸣	坚持治疗,疾病得到控制
触动	回归学校

6. 治疗文件

书籍。

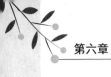

【患者转归】

两天后,得知患者渐渐爱沟通了。她积极配合操作还主动沟通自己的感受;从同病房病友口中知道,她经常参与大家的交流,有时候还讲笑话。她的微笑温暖了父母的心,也让她真正敞开怀抱拥抱生活。一周后她做完手术,恢复良好,顺利出院。

【护理感悟】

本例中李某患上恶性程度高的骨肉瘤,经过多次化疗、手术,不幸又肺部转移,心情低落,出现厌世反应,态度淡漠,不愿与人交流,认为自己是一个"废人",是家人的累赘。通过叙事护理的理念和技术,主动进入她的生命故事,发现她生命中的"例外故事",在现在、过去、未来中反复穿梭,不断改写她的认知蓝图,最终发生行为的改变。在倾听中,我进入患者的生命,用心和患者沟通,不断疗愈患者的伤痛,同时也在疗愈自己。叙事护理让我们彼此见证。

第二节　股骨颈骨折患者的叙事护理

股骨颈骨折的发生常与骨质疏松导致骨密度下降有关,使患者在遭受轻微扭转暴力时发生骨折。患者多在走路时滑倒,身体发生扭转倒地,间接暴力传导至股骨颈发生骨折。老年人因股骨较为脆弱而成为股骨颈骨折的高发人群。患者因对自身疾病了解不多,易出现不同程度的心理问题,对生活质量及临床治疗效果产生某种不良影响。患者的心理问题及治疗依从性问题已引起临床上的广泛关注。

【案例介绍】

曹某,女性,63 岁,退休幼儿园园长。3 天前因不慎摔倒致股骨颈骨折收治入院。患者平时性格要强,现在却生活不能自理,每天靠护工照料,产生低落、消极情绪,常嚷嚷着"人老不中

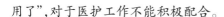

用了",对于医护工作不能积极配合。

【叙事护理】

1. 叙说故事

我来到病房为曹阿姨进行静脉输液,曹阿姨退休前是一所幼儿园的园长,由于骨折,她必须卧床休息,在床上躺了3天后,面部出现痛苦、焦虑的神情,又很茫然无措。

我:"曹阿姨,昨晚睡得好吗? 我们开始输液吧。"

曹某:"没怎么睡着,年纪大了,不中用啦,感觉自己像个'废人'。我都不想让老同事们知道,不想让他们看到我现在这个样子。"

2. 问题外化

我:"阿姨,您现在感觉怎么样呢?"

曹某:"糟透了,我是不是以后都不能走路了,连上厕所都要靠别人,生活还有什么意义呢?"

问题外化详见表6-2-1。

表6-2-1 问题外化

步骤	内容
问题命名	糟透了、生活不能自理
询问影响	感觉自己像个废人
评估影响	这样的生活没意思
论证评估	想恢复正常生活

3. 问题解构

我:"现在这种状态只是暂时的。您原来是一名幼儿园园长,小朋友都像小皮猴一样,最难管了,我现在管一个小孩子就已经焦头烂额了,您还要管那么多小朋友,真厉害!"

曹某:"也不全是我一个人在管,还有全园所有老师的功劳,在我们的共同努力下,我们幼儿园还被评为示范幼儿园呢。"

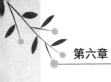
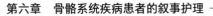

我："那在您同事眼中,您是个怎样的人呢?"

曹某："大总管。"

我："为什么这么说呢?"

曹某："她们都说我是总管妈妈,教师、保育员、保健员、财务、保安……我统统都要管。我是一园之长,当然事事都要关心啦;另一方面呢,我也比较爱管事,在家里也是,我孩子小的时候,他们爸爸经常出差不在家里,我就一个人边上班边带着4个小孩,等到他们上学后我还要盯着他们读书,不过小孩子也很争气,有2个都考上了大学,另外2个现在也算事业有成吧。"

我："看来您不仅在事业上是女强人,还是家里的大功臣呢。"

曹某："我这个人天生就要强,干一件事就想把这件事干好。"

我："您的性格就适合当个管理者。有您这样的领导,您的员工们也一定很开心吧?"

曹某："我的员工们都很优秀,他们对待工作也很认真。不过我倒是听到好几个老师说,看到我这么拼命工作,他们也不好意思偷懒。他们越是努力工作,取得的成绩越大,我也越有干劲,我们之间形成了一个良性循环。"

我："您成了他们工作上的榜样,真了不起,我也想成为别人的榜样。"

曹某："可您看我现在这样,连自己的身体都管不了,天天要儿女来照顾我,还有什么用?"

问题解构详见表6-2-2。

表6-2-2　问题解构

贡献	影响
同事对他的贡献	评为示范幼儿园
通过同事形成的身份认同	好的管理者
对同事生活的影响	工作上的榜样
这种贡献对同事身份认同的意义	工作更加有干劲

4. 问题改写

我："您这么热爱您的工作,退休后有没有感到失落呢?"

曹某："当然啦,一开始非常不习惯,感觉自己成了个闲人。对我来说,一下子没有事情管、没有事情干,真要了我的命。那段时间我女儿说我都快得抑郁了。"

我："那后来您是怎么克服的呢?"

曹某："自己努力去克服呀。我参加社区活动、参加合唱队、学书法、当小区楼组长,事情一忙也就忘记退休这件事了。"

我："确实是个好办法。那您觉得当初退休的心情和这次住院的心情一样吗?"

曹某："说实话,那是退休那会儿更差一点。"

问题改写详见表6-2-3。

表6-2-3　问题改写

时间	行为蓝图	认知蓝图
很久以前	一个人边工作边带孩子	厉害
过去	幼儿园园长	工作能力强
最近	退休、不适应	克服失落感
现在	生活不能自理	废人,生活没意思
未来	尽快康复	不用儿女照顾

5. 外部见证人

我："您连退休时的失落感都克服了,难道还没勇气克服眼下的困难吗?"

曹某："想想也是,本来这个骨折也不算特别严重的事儿,医生都说了,动完手术两三天就能下地了,这些我都知道,我就是因为对自己的身体没有掌控权了,吃喝拉撒都要靠别人帮忙,觉得有点丢脸、有点生气。"

我："既然您自己都想明白了,那之后要配合我们医护人员的工作哦,我可不想再听到同事们说您不配合啦。"

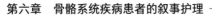

外部见证人详见表 6-2-4。

表 6-2-4　外部见证人

阶段	内容
表达	事业女强人,家庭大功臣
意象	总管妈妈
共鸣	我管一个小孩就焦头烂额了
触动	成为别人工作上的榜样,了不起
触动	我也想成为别人的榜样

6. 治疗文件

书籍。

【患者转归】

当天我在巡视病房时就明显发现曹某的心情变开朗了,时不时会和病友们聊聊天,讲讲自己以前的故事。2 天后,医生为其行髋关节置换术,术后曹某非常配合医护人员进行功能锻炼,术后 3 天能拄着助步器下地行走。1 周后出院。

【护理感悟】

本文中的患者曾经是一名幼儿园园长,是一名事业型女性,是一名管理者。她习惯于一切事务都在她的掌控中。如今却因病失去了对自己身体、日常生活的掌控权而气恼,我则通过一系列对话让她阐述自己的经历、故事,慢慢引导她,于是曹某自然而然地觉得这次疾病带来的困扰是可以解决甚至是没有必要的,最终疾病痊愈,生活恢复正常,皆大欢喜。叙事护理能训练我们见证患者的苦难,将心比心,将患者的疾病重塑成护理叙事,使我们能够对患者的境遇进行认知、吸收、阐述,产生移情,实施和体现人文关怀。

第三节 腰椎间盘突出症患者的叙事护理

腰椎间盘突出症是腰椎间盘各个部分,尤其是髓核,有不同程度的退行性病变后,在外力因素的作用下,椎间盘的纤维环破裂,髓核组织从破裂处突出于后方或者椎管内,导致相邻组织的神经根受刺激或者压迫,从而产生腰疼,一侧下肢发麻,或者双下肢麻木的一系列临床症状。较多患者出现抑郁、焦虑等不良情绪,特别是术后复发者心理压力更大。

【案例介绍】

张某,女性,31岁,教师,腰椎微创术后2年,29岁发病。患者最近腰椎疼痛加剧,性格孤僻,看上去很严肃。住院期间患者情绪低落,甚至有时会自觉胸闷、气短,一提到"医院"就唉声叹气。

【叙事护理】

1. 叙说故事

一天,我中班巡视病房,看到走廊角落内张某一个人神情沮丧并在自言自语,便上前询问。

张某:"我现在就像是个'废人',每天跟医院打交道。治疗效果又不好,我很害怕,觉得自己完了,总是请病假,结果又住院了,校长肯定会对我不满意的。"

2. 问题外化

我:"您现在感觉怎么样呢?"

张某:"我觉得很痛苦,感觉自己腰、腿很不舒服,严重影响我的日常生活!这种无力的感觉让我窒息。"

问题外化详见表6-3-1。

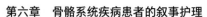

表 6-3-1　问题外化

步骤	内容
问题命名	痛苦、腰腿不舒服
询问影响	生活没意思、家人担心
评估影响	不是自己想要的生活
论证评估	想要过 29 岁以前的生活

3. 问题解构

我："我能理解，您是一位优秀的老师。您的工作需要健康的身体，能讲讲您的经历吗？"

张某："嗯，我以前很优秀的，一直都是班长。教师这个职业也很辛苦，我在这么好的学校压力也很大。因为这个病暂停了工作，我憋着股劲儿，就想等病看好了再回去好好工作，所以到处看病，再苦再难我也不怕。"

我："您觉得在校长眼里，您是怎样的人呢？"

张某："肯干，有能力吧。"

我："那校长一定很以您为豪，对吗？"

张某："嗯，真是的呢！我本来想等病好了就能去上班了，可 2 年了，我还是那个病恹恹的我！您说怎么这么折磨人？"

我："2 年了，很难想象，您是怎么过来的？"

张某："我就是心气高，不服输，上学时就这样，工作的时候也是这样。痛了我就吃镇痛药，也不请假，感觉自己是铁人。"

我："不想见人也是和现在这个病有关吗？"

张某："应该是，以前上班的时候朋友多，现在很少交往，没意思，现在就是痛苦。不过我挺能熬的。"

问题解构详见表 6-3-2。

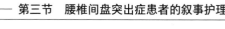
表 6-3-2　问题解构

贡献	影响
校长对她的贡献	优秀、能干的老师
她通过校长形成的身份认同	肯干、有能力
她对校长生活的影响	有位优秀老师的校长
这种贡献对校长身份认同的意义	自豪、认同

4. 问题改写

我:"您真的很坚强,那么艰难都熬过来了。"

张某:"但现在这样,不是我想要的生活!"

我:"我想通过上一次的手术,您一定对自己的疾病有点了解了,其实腰椎间盘突出症现在还是比较常见的,手术之后对生活的影响不是很大,但这也要您配合治疗,出院之后注意腰椎,可不要再把自己当铁人了,有问题要及时就医。"

张某:"您说得对,我相信现在坚持治疗,就能过上我想要的生活!"

我:"您能这样想,我真的很开心,那有没有什么话,想对以后的自己说呢?"

张某:"我还是很幸运的,有家人的陪伴,有医保,要坚持下去。"

问题改写详见表 6-3-3。

表 6-3-3　问题改写

时间	行为蓝图	认知蓝图
很久以前	当班长	聪明
过去	好学校工作	有能力
最近	腰、腿不适	挺能熬的
现在	不愿见人	废人,生活没意思
未来	手术	积极康复锻炼

5. 外部见证人

我："试着主动和病友聊聊天,转移注意力,试试看!"

张某："行,我也知道我现在情绪不对,我会努力从这种情绪里走出来的。"

我："您的坚强是我们应该学习的,每个人都有烦恼,但是像您这样能够坚强面对,发现问题之后积极改变的可就不多了。"

张某："您可别这样说,我就是俗人一个,所以在我犯错误的时候,也希望您能监督我一下了。"

我："行,那咱俩约定好了,以后您要是再不理人,我可也要当一回老师批评您了。"

外部见证人详见表6-3-4。

表6-3-4　外部见证人

阶段	内容
表达	为了自己想要的生活而努力
意象	乐观面对生活
共鸣	上次手术都能熬过来,今后也一样不是困难
触动	您的坚强值得我学习

6. 治疗文件

书籍。

【患者转归】

两天后,她家人和我说,她现在爱笑也爱说话了,前两天她的学生来看她,她还说让他们好好学习,回去之后她要检查呢。我也很明显感受到了她的变化,最近她不仅积极配合治疗,还当起了我们病房的宣传大使。一周后她做完手术,恢复良好,顺利出院。

【护理感悟】

叙事护理将护理人文关怀变得具体、可操作,更容易实践。

叙事护理帮助患者实现生活、疾病故事意义重构。本例中张某患上腰椎间盘突出症,经过一次微创手术,术后两年疼痛加剧,心情低落,出现逃离反应,态度淡漠,不愿与人交流,认为自己是一个"废人"。每个人都有自己生命的闪光点,在人生的困顿中,这些闪光点的意义尤其特殊,它能释放出正能量,改写现在经历的苦难。叙事护理就是在讲故事中,让患者获得生命的力量。

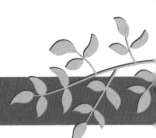

第七章

五官系统疾病患者的叙事护理

第一节　青光眼患者的叙事护理

　　青光眼是一组具有病理性高眼压或正常眼压合并视盘、视网膜神经纤维层损害及青光眼性视野改变的不可逆眼病。青光眼患者容易冲动、情绪不稳定,遇到应激时容易产生强烈的情绪反应。此外,青光眼会导致患者适应外部环境能力较差,人际关系也较差。

【案例介绍】

　　张某,男性,47 岁,高级工程师,右眼原发性闭角型青光眼5 年,长期点降眼压眼药水治疗,之前在我院做过虹膜切除术。这次因眼胀、眼痛、畏光、流泪,视力严重下降来我院急诊就诊,收住入院准备做滤过性手术治疗,手术前眼压居高不下,时常感觉眼胀、眼痛。患者情绪不稳,比较烦躁,对眼胀、眼痛不能得到很好的处理而感到强烈不满,对身边的家人稍有不满也会发脾气。

【叙事护理】

　　1. 叙说故事

　　患者入院后,遵医嘱给予卡替洛尔、布林佐胺、溴莫尼定、0.5% 毛果芸香碱每日 4 次(q.i.d)。当天傍晚患者突然头痛、眼胀、眼痛,通知医生,测量眼压 41mmHg(1mmHg=0.133kPa),遵医嘱给予 250ml 甘露醇静脉滴注,并且每隔 5 分钟滴 0.5% 毛果芸香碱眼药水,护士核对后拉开患者的下睑为患者点眼药水,点完后患者却抱怨点眼药水一点用也没有,眼睛疼痛一点也没有缓解。

张某:"我现在眼睛经常不舒服,感觉整个人都难受。本来以为眼睛做过一次手术后,依靠降眼压的眼药水使得眼压得到控制,能正常上班,没想到这次又发作了。这次住院医生经过检查告诉我左眼也有青光眼了。这青光眼是看不好的,发作的时候疼起来要人命,没完没了,我怎么这么倒霉啊!"

2. 问题外化

我:"叔叔,您怎么愁眉苦脸的?有什么烦心事吗?"

张某:"是呀,我难受着呢!"

我:"您能具体说一下现在的感受吗?"

张某:"我感觉很煎熬,感觉自己的眼睛像一个定时炸弹,疼起来就要爆炸!我以后要变成盲人了,成为一个依靠妻子照顾的'废人',想想都作孽啊!真不敢想象以后的日子。"

我:"就是感觉疼痛让您很煎熬是吗?"

张某:"是的,眼睛痛的时候连着脑袋也疼,白天休息不好,晚上有时候很晚睡。感觉每天都很煎熬。"

问题外化详见表 7-1-1。

表 7-1-1 问题外化

步骤	内容
问题命名	感觉煎熬
询问影响	影响生活
评估影响	需要妻子照顾
论证评估	疼痛造成煎熬

3. 问题解构

我:"我能理解。身体上不管哪个部位出问题了都会或多或少影响我们的生活。不瞒您说,我也是深受痔疮的祸害,疼的时候坐都不能坐。"

张某："痔疮确实挺难受的,我年轻的时候喜欢吃辣,又是坐办公室的,也得过痔疮,后来戒辣,工作的时候得空了就站起来走走,后来好了。"

我："我听您老婆说您以前是个很优秀的人,上班也是第一个到单位。"

张某："嗯,我以前混得还可以吧,上学时一直是班长。毕业后,就去了大公司上班,其间所有能考的证书我都考了,还拿过市里的大奖,得到老板的器重。本来想事业上再拼一拼。谁想得了这个病,因为这个病我减少了不少工作量,部门领导的职位也被别人顶替了,我本来想着等病看好了继续努力工作。没想到毛病越来越重了。"

我："您觉得在您老板眼里,您是怎样的人?"

张某："聪明,有能力吧。"

我："那您一定是老板的得力助手吧。"

张某："嗯,是的。他有获市里大奖的员工很自豪,也让我带着更多的新员工好好学习,希望我带来更大的收益。"

我："您对老板有这么大影响呢。"

张某："嗯,真是的呢! 我本来想等病好了就能去上班了。可 5 年了,眼睛没好,反而严重了! 您说怎么这么折磨人?"

我："这 5 年您是怎么过来的?"

张某："我可能因为一直不服输的性格,继续加班来着,后来医生知道了,让我工作量减半,不要用眼过度。再后来眼睛越来越严重,还疼,工作都赶不上新人了,我后来都不愿意和人说话了……"

我："不愿和人说话是最近出现的吗?"

张某："应该是,以前上班的时候朋友多,现在很少交流,没意思。不过这 5 年来我老婆一直对我很好,儿子全靠她操心,去年我儿子也考上了心仪的大学,我还算幸运吧。"

问题解构详见表 7-1-2。

表 7-1-2 问题解构

贡献	影响
老板对他的贡献	考证,获得市里大奖,评上高级工程师
他通过老板形成的身份认同	聪明、有能力
他对老板生活的影响	有获市里大奖员工的老板
这种贡献对老板身份认同的意义	自豪,投入更多,其他员工受益

4. 问题改写

我:"嗯嗯,您真的很坚强,那以后打算怎么好好生活呢?"

张某:"现在不是我想要的生活,希望这次手术以后别再发作了,就能好好活了! 我一直想凭借自己的努力过上想要的生活,所以一直拼命工作,现在这个毛病打破了我的计划,可能我要换一种生活和工作方式了!"

我:"青光眼是一种慢性疾病,您能坚持治疗吗?"

张某:"我知道治不好,但是我不想再加重了,不管是视力下降还是发作时的疼痛都严重影响我的生活,以后我会坚持点眼药水,坚持来医院随访,戒烟、戒酒,再麻烦我也不怕。"

我:"那对以后您有什么打算?"

张某:"这是第 2 次手术了,妻子陪着我、照顾我辛苦了,等这次手术后出院了,对老婆好点,多分担一些家务,不让家里人担心。"

我:"病情控制后,要怎么看待这 5 年的生活呢?"

张某:"很遗憾! 没能好好对身边的人! 如果重来,我会与朋友和同事好好聊聊天,多去看看父母!"

问题改写详见表 7-1-3。

表 7-1-3 问题改写

时间	行为蓝图	认知蓝图
很久以前	当班长	聪明
过去	1 次市大赛获奖,评上高级工程师	有能力

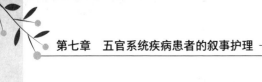

续表

时间	行为蓝图	认知蓝图
最近	青光眼发作	废人,生活没意思
现在	接受治疗	慢性疾病需要配合
未来	不要再次发作	好好生活,不让亲人担心

5. 外部见证人

我:"您能这样想真好! 试试看和病友们问问好。"

张某:"行,我试试。"

我:"那好,您打一次招呼,我们就送您一个我们眼科员工制作的香薰福袋怎么样。"

张某:"那说定了。"

我:"您的坚强是我应该学习的。"

张某:"没什么值得学习的,我也不管以前怎么样,以后我要好好配合治疗,延缓疾病的发展,做一些力所能及的事,陪亲人出去转转。"

我:"您说得太对了。预祝您明天手术非常成功。"

张某:"谢谢。我相信你们这边眼科医生的手术技术。我也相信手术后我会变得更好。"

外部见证人详见表 7-1-4。

表 7-1-4　外部见证人

阶段	内容
表达	疼痛
意象	像定时炸弹
共鸣	患有痔疮,很难受
触动	您的坚强值得我学习

6. 治疗文件
书籍。

【患者转归】

第 2 天他妻子问我:"小护士,您对他说了什么? 他现在爱笑也爱说话了!"我说:"您先生主要的问题是疼痛引起的不适,只要鼓励他相信疼痛是可以解决的,他会转变态度的"当天他做完手术,无不适反应,眼压骤降。术后从其他护士口中知道,他积极配合点眼药水还主动表达自己的感受;从同病房病友口中知道,他参与大家的交流,有时候还讲笑话。他的改变让妻子感到开心,也让他真正敞开怀抱拥抱未来。术后 3 天遵医嘱出院,出院前他感激地和我们医护人员道别。

【护理感悟】

本例中张某患上青光眼,大发作 2 次,2 次手术,工作不顺利,情绪暴躁,不愿与人交流,漠视家人的帮助。本文中的患者因反复的眼部疼痛造成心理煎熬,护士通过引起共鸣和触动,改变患者认知蓝图,继而让他获得走下去的生命力量,使他积极配合后续的治疗,感受到家人的帮助和温暖。

第二节　扁桃体炎患者的叙事护理

扁桃体是咽部淋巴系统中的重要器官,具有细胞免疫和体液免疫功能。扁桃体是青少年时期重要的免疫器官,切除扁桃体会损伤机体对微生物的防御和局部免疫功能,导致免疫监视功能障碍,从而出现相对的免疫缺陷。当机体因过度疲劳、受凉等原因使抵抗力下降,上皮防御功能减弱,腺体分泌功能降低时,扁桃体就会遭受细菌感染而发炎。当扁桃体炎反复发作并对全身产生不利影响时,慎重考虑后果、影响后将扁桃体经手术切除。术后会出现出血、伤口感染等并发症,引起患者恐慌,给患者造成较大的心理负担。

【案例介绍】

张某,女性,24 岁,一周前于全麻下行扁桃体切除术,昨日办理出院手续。今日因突发伤口出血约 200ml 收治入院。患者性格外向,追求完美。再次住院当天即开始出现情绪低落,睡眠障碍,食欲缺乏。患者母亲 10 年前因车祸意外离世,现患者和父亲相依为命。

【叙事护理】

1. 叙说故事

入院后,通过医生、护士的共同努力,患者扁桃体伤口停止了出血。但是患者始终情绪低落,两眼空洞地看着桌上的画稿,也不愿意进食。在护士的鼓励下,张某向护士倾诉了自己内心的不安。

张某:"我太惨了,没人比我还惨,本来以为开完刀就好了,结果大出血又住院了,现在整天躺在医院里,本来工作就很忙,现在又不能上班了,老板一定更加不满意了。"

2. 问题外化

护士看到床头桌上的漫画。

我:"您画的漫画真好看!"

张某:"这些画只是我好多画中的一部分,不算最好看的。"

我:"真厉害! 您现在感觉怎么样呢?"

张某:"我很害怕,感觉就像装着一颗定时炸弹,稍微一不注意,它就引爆了。"

问题外化详见表 7-2-1。

表 7-2-1　问题外化

步骤	内容
问题命名	怕、消极治疗
询问影响	没信心

步骤	内容
评估影响	不能上班
论证评估	回归正常生活

3. 问题解构

我:"我很理解您的心情,如果换成我,我还做不到您这么淡定。您当时是怎么想的?"

张某:"经历多了,就被逼出来了。"

我:"您能和我说说您的那些经历吗?"

张某:"嗯,小时候,我和妈妈遇到了车祸,妈妈受伤很重,最后……,我们家以前很穷,母亲去世后,父亲一个人带着我,我很感恩他,我拼命学习、拼命工作,想出人头地后多多赚钱,报答他的养育之恩。"

我:"您觉得您在公司里是怎样的人呢?"

张某:"老板说我是公司顶梁柱。"

我:"您这么厉害呢?"

张某:"公司许多重要的创新性设计任务都是我带领大家完成的,我也给公司带来了很多业绩。"

我:"嗯,您对公司贡献这么大呢!"

张某:"是的,谁知道出院没几天又住院了。"

我:"害怕是从受外伤那时候开始的吗?"

张某:"肯定是的,以前我这么努力,也得到了收获,可是现在又住院,还不知道什么时候才能出院,不能报答父亲,也担心失去朋友。还算幸运,我车祸时没死,这次出了这么多的血也只是……"

问题解构详见表7-2-2。

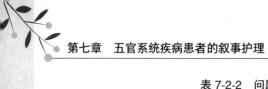

表 7-2-2　问题解构

贡献	影响
公司老总的肯定	公司顶梁柱
对公司的贡献	出色完成了公司许多设计任务
对公司的影响	使公司业绩不菲
这种影响对公司的意义	为公司创利,给公司的员工带来利益

4. 问题改写

我:"昨天出了这么多血都坚强地挺过来了,以后也一定可以的。"

张某:"能康复,能像以前一样工作、生活就好了!"

我:"但像您现在这样整天不吃东西,您觉得能康复吗?"

张某:"不! 应该保持好心情,配合治疗,争取早日康复。"

我:"那有没有想过以后怎么好好生活呢?"

张某:"等我康复了,我依然要努力工作,孝顺父亲。"

问题改写详见表 7-2-3。

表 7-2-3　问题改写

时间	行为蓝图	认知蓝图
很久以前	学习成绩好	聪明
过去	10 年前出车祸,痛失母亲	挺过来
最近	引领设计,经常得奖	有能力
现在	扁桃体术后再次出血	能康复
未来	康复后	好好生活,不让父亲担心

5. 外部见证人

我:"您对康复真的有信心了? 那好,明天开始您主动与别人打招呼,微笑着接受治疗,怎么样?"

张某:"行! 我一定!"

我:"您的坚强值得我好好学习!我在工作与生活发生冲突时经常放弃。"

张某:"千万别啊,不能放弃呀。"

我:"那好!我们互相鼓励,一起努力,约定?"

外部见证人详见表 7-2-4。

表 7-2-4 外部见证人

阶段	内容
表达	24 岁就为了自己想要的生活而努力
意象	黑马,勇敢有力量
共鸣	坚持配合才有好的治疗效果
触动	生活波折这么大,您怎么挺过来的

6. 治疗文件

书籍。

【患者转归】

两天后,她爸问我:"您对她说了什么?她现在又与以前一样了!"我也能够感受到她现在很配合治疗,她的管床医生也说她现在乐观多了,这对她的恢复也很有帮助;从病友那里听说她每天笑眯眯的,偶尔还讲些笑话。她的阳光温暖了她的父亲,她甜蜜地拥抱着自己的生活。一个星期后她康复良好,顺利出院了。

【护理感悟】

文中患者因为疾病而郁闷,护士通过赞美她的漫画,找到共同语言,所以在做叙事护理前要对患者以前的工作、生活、社会关系、个人爱好等有比较全面的了解。从这位患者的经历来看,父亲对她来说很重要,以她的父亲作为突破口,帮助她重拾战胜疾病的信心是很有效的。

第三节 视网膜脱离患者的叙事护理

视网膜脱离是一种常见的眼科致盲性疾病,有近 1/300 的发病率。患者对突如其来的变化,如视力下降、视野缺损、手术治疗等,极易出现焦虑、抑郁、恐惧等心理反应,间接或直接地影响疾病的治疗及康复。

【案例介绍】

王某,男性,41 岁,后勤工作。患者 5 年前和妻子因为聚少离多而离婚,现在和老母亲一起抚养 13 岁的儿子。患者 39 岁时因高度近视导致视网膜脱离在外院行玻璃体切割 + 硅油注入术,2 个月后行硅油取出术。现左眼突然视力下降,眼前黑影,经门诊检查诊断以视网膜再次脱离住院。患者性格争强好胜,住院期间焦虑、叹气、整天愁眉苦脸。

【叙事护理】

1. 叙说故事

医生开具医嘱拟在局部麻醉下为患者进行视网膜脱离复位手术,护士来到患者床旁告知患者,准备为其进行术前剪睫毛、冲洗泪道、冲洗结膜囊等工作。但是患者执意拒绝。患者埋怨母亲为其做决定同意手术并签字,他抱怨视网膜脱离手术没保障,害怕做了手术以后还是会再次脱离。

王某:"视网膜脱离把我的生活搞得一团糟。我是做金融的,以前算是个中层干部,工作需要每天长时间对着电脑,2 年前视网膜脱离手术期间休息了 3 个月,耽误了很多工作,视网膜脱离手术以后很多事不能干,工作也不能太累,换了后勤岗位。现在再次出现视网膜脱离,眼睛再次看不见,我感觉人生一片黑暗,估计要变成一个可笑的'独眼龙'了。真是发愁!"

2. 问题外化

我:"王某,您怎么一直躺在床上呀,还是要适当下床活动活动呀!"

王某:"我就喜欢躺床上,眼睛都看不见了,还下床干吗?!"

我:"您能描述一下您现在具体的感觉吗?"

王某:"感觉左眼好像被人蒙了一块儿布,怎么也看不见,很恐惧、很担忧。害怕这只眼睛没救了,被人嘲笑!"

我:"就是因为看不见让您恐惧是吗?"

王某:"是呀,这次视网膜脱离比上次更严重了,如果您一个眼睛突然变得几乎没有视力,只能看到眼前东西模糊的轮廓,您不恐惧吗? 搞不好我都没法干现在的工作了。"

问题外化详见表7-3-1。

表7-3-1　问题外化

步骤	内容
问题命名	害怕、恐惧
询问影响	担心眼睛
评估影响	不想失去工作
论证评估	看不见造成恐惧

3. 问题解构

我:"听起来您特别重视这份工作。"

王某:"那当然,现在虽然做后勤,但也能勉强养活自己和儿子,搁前几年我还是个中层干部呢,管理着十几个人,每天斗志昂扬地拼业绩,那时候也赚了些钱。不提了,现在混得差了。"

我:"那您挺厉害的,我三十几岁了还没什么上进心,从来没想过当领导。"

王某:"嗯,我那也是给逼出来的,我父母从小对我要求就高,我自己也有目标,学习一直很优秀,从小就是班干部,到了大学还被推选为学生会会长呢。毕业后又进了国内比较有名的大公司,想着通过努力干一番事业,后来有了我儿子,干劲更足了,希望为儿子创造一个更好的未来。要是我从来没有视网膜脱离过就好了,我还可以在原来的岗位上干得更多、更好,怀念以前那个意气风发的自己。"

我:"您儿子有您这样的爸爸一定很骄傲吧?"

王某:"他和我说过他觉得自己的爸爸很聪明,英语说得棒,很自豪,常常拿我当榜样,更有动力地去学习。"

我:"您对儿子有这么大影响呢。"

王某:"嗯,真是的呢!我也希望我的眼睛可以治好,回归正常的生活,一边赚钱一边照顾儿子,做一个父亲应该做的。"

我:"您眼睛不好的这两年比较辛苦吧?"

王某:"我以前经常加班工作,老婆和我离婚了,儿子主要是我在照顾,这两年眼睛不好,调到后勤后虽然挣得少点,但是反而陪儿子的时间多了,接送儿子上下学,还经常给他辅导作业。可是我现在再次视网膜脱离又住院了,这都快第三次手术了,又花钱又请假,还受罪,感觉没完没了的,愁死我了。"

问题解构详见表 7-3-2。

表 7-3-2　问题解构

贡献	影响
儿子对他的贡献	形成责任感
他通过儿子形成的身份认同	聪明、坚强
他对儿子生活的影响	有当领导、英语好的爸爸
这种贡献对儿子身份认同的意义	自豪

4. 问题改写

我:"您发愁主要还是担心手术预后是吗?"

王某:"是的,上次做了手术才一年吧,这就又脱离了,所以我对视网膜脱离复位手术很是怀疑,要是这事搁您身上您也会担心吧。"

我:"您这种情况临床上还是比较少见的,这里有我们有关视网膜脱离的宣传手册和卡片,您可以看看。后来随访很多行视网膜脱离复位手术患者,手术效果还是很好的。"

王某:"我看看,咦?这里说行视网膜脱离手术以后不能搬重物,我前两天好像搬了个比较重的箱子!看来可能真是我没保养好。"

我:"对呀,视网膜脱离了是肯定要手术的,但是手术以后养护同样重要。"

王某:"您说得有道理,我之前一直以为治疗光靠手术就可以了,手术以后就没事了,这次的事情证实让我吃了大亏,也让我知道手术回家后的保养多么重要。这次手术以后我要好好地护好我这眼睛。"

问题改写详见表7-3-3。

表7-3-3 问题改写

时间	行为蓝图	认知蓝图
很久以前	学校班干部	优秀
过去	当上中层领导,被领导重视	有能力
最近	左眼再次出现视网膜脱离	害怕预后
现在	同意手术	对预后有信心
未来	珍惜眼睛	感恩

5. 外部见证人

我:"您说得很对,现在您和我到准备室去做术前准备吧。"

王某:"好。"

我:"手术以后,您有什么打算呢?"

王某:"很遗憾!以前没能好好保护眼睛!如果重来,我会珍惜眼睛,不再过度用眼,好好听你们讲解的知识和注意事项,听医生的建议按时随访!"

我:"很好,等会儿您回房间以后,我再给您详细讲讲手术前和手术以后的注意事项,您要好好听哦,讲完我是要考考您的。"

王某:"行啊,我就喜欢挑战。"

外部见证人详见表 7-3-4。

表 7-3-4　外部见证人

阶段	内容
表达	恐惧黑暗
意象	眼睛像被布遮住了
共鸣	我三十几岁什么都不是
触动	您对您儿子影响真大

6. 治疗文件

书籍。

【患者转归】

回病房后,患者母亲偷偷和我说:"我儿子和您聊天以后接受手术了,真是感谢您啊!"我说道:"王叔叔并不是拒绝手术,而是担心预后,把这个顾虑解除了就好了"。术后从病友和他母亲口中知道,他主动和他人沟通自己的感受,对医护人员态度亲切。他的微笑温暖了母亲的心。手术后两天,恢复良好,顺利出院。

【护理感悟】

本例中王某经历了两次视网膜脱离,三次手术,视力几乎没有,内心恐惧,怀疑治疗是否必要,不配合医护人员的治疗。医护人员通过叙事护理让患者感受到生命的美好,期待疾病的康复。本文中的患者刚开始拒绝手术,甚至将自己当成一个残疾人。但我们通过和患者的交流,调动患者的社会支持系统,改变他对自己的认知。

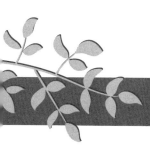

第八章

妇产科系统疾病患者的叙事护理

第一节 子宫腺肌病患者的叙事护理

子宫腺肌病是子宫内膜腺体和间质侵入子宫肌层形成的弥漫或局限性的病变，与子宫内膜异位症一样，属于妇科常见病和疑难病。子宫腺肌病多发生于30~50岁经产妇，但也可见于年轻未生育的女性。子宫腺肌病对于女性来说是有很大危害的，其主要症状是痛经的加重，会严重影响女性的生活质量，增加患病女性的心理压力。

除了痛经之外，子宫腺肌病会导致月经量增加、不孕、性交痛等问题，严重影响了女性的身心健康。

【案例介绍】

王某，女性，29岁，已婚3年，未孕，痛经进行性加重4年。此次以子宫腺肌病入院，在家人建议下决定入院行手术治疗。患者自身对手术比较抗拒，因其长期备受子宫腺肌病困扰，对疾病治疗缺乏信心。住院过程中情绪低落，郁郁寡欢。

【叙事护理】

1. 叙说故事

入院后的第2天，我来到王某的床前，打算对王某做手术前的健康宣教，可是王某一直低着头，不愿搭理护士。在我的耐心询问下，王某向我倾诉了自己的不安。

王某："我好担心，这几天晚上都睡不着觉。我都结婚3年

121

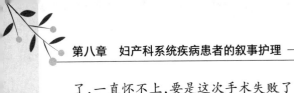

了,一直怀不上,要是这次手术失败了,那我以后是不是就生不了孩子了? 我不想做这个手术,可是我老公劝我一定要把这个手术做掉。"

2. 问题外化

我:"您现在感觉怎么样?"

王某:"既害怕又担心,不知道该不该做这个手术。"

我:"为什么会有这个顾虑? 什么原因让您有不想手术的想法?"

王某:"就有的时候一个人会胡思乱想,担心手术能不能顺利进行? 术中会不会失败啊? 而且这个疾病预后也不是很好。"

问题外化详见表 8-1-1。

表 8-1-1　问题外化

步骤	内容
问题命名	内心焦虑
询问影响	情绪低落,郁郁寡欢
评估影响	担心手术失败
论证评估	想拒绝手术治疗

3. 问题解构

我:"您不要担心,这对于医生来说只是一个很普通的手术。况且现在我们手术技术已经很成熟了,您完全不需要有这种顾虑。"

王某:"可是我担心啊,要是手术失败了,我以后真的生不了孩子,我老公该有多难过啊,他那么喜欢孩子,一直渴望当爸爸。我婆婆一直想抱孙子,已经明里暗里提过好几次了。"

我:"这几天在医院照顾您的都是您老公吧?"

王某:"对的,是我老公。"

我:"我看您老公对您可真体贴,这还没手术呢,比隔壁床阿姨动完手术的还照顾得仔细,您老公一定很爱您。"

王某："那是的,我和我老公爱情长跑了8年,我朋友们都羡慕我嫁了这么好的老公。我们结婚3年一直备孕,但始终怀不上,俩人压力都很大,但我老公还一直安慰我,劝我说大不了我们就试试体外受精-胚胎移植技术。"

我："对啊,您看您老公多么体贴,多么令人羡慕啊。况且您看这毛病让您每次来月经都这么痛苦,早点治疗多好。"

王某："是的,每次来月经,我都痛得死去活来。本来不想开刀的,我怕会影响怀孕。但我老公看我每次都这么痛苦,劝我一定要做手术,他看着太心疼了。"

问题解构详见表8-1-2。

表8-1-2 问题解构

困难	感受
身体因素	痛经折磨身心
面临选择	不想丈夫担心
家人鼓励	悉心照顾,不离不弃
前后对比	对手术有信心,不再畏惧

4. 问题改写

我："您老公说得很对,这个毛病一定要治疗的,而且您的担心都是多余的,您要对我们医护人员有信心,更要对您和您老公有信心。"

王某："您说得对,我老公他对我这么好,我不能让他失望。"

我："对啊,就算不是为了您,您也要为您家人考虑。何况您之前备孕3年都失败了,为什么不尝试一下手术治疗呢,说不定手术之后就能成功怀孕呢。"

王某："之前一直是我太自私了,只顾着考虑自己,没有想到我老公和家人。他们为了我跑前跑后,我却一直让他们失望,实在是太不应该了。"

问题改写详见表8-1-3。

表 8-1-3　问题改写

时间	行为蓝图	认知蓝图
过去	痛经折磨,怀孕失败	抑郁,悲观
最近	拒绝手术	担心手术失败,影响生育
现在	接受手术	家人关怀,自我鼓励
未来	解除痛苦	感恩家人

5. 外部见证人

我:"那我们约定,从现在开始积极配合医生的治疗,接受医生提出的手术方案,不要说丧气的话,也不要叹气。"

王某:"行,我试试。"

我:"那我们一起努力,战胜工作和生活中的困难。"

外部见证人详见表 8-1-4。

表 8-1-4　外部见证人

阶段	内容
表达	为了自己和家人的关心接受手术治疗
意象	打不倒的小强
共鸣	亲情和爱情的力量是伟大的
触动	改变自己,打败困境,迎接未来

6. 治疗文件

书籍。

【患者转归】

两天后,患者接受了子宫腺肌病病灶切除术的手术,术后五天出院。住院过程中,患者家属悉心照料,患者心情愉悦,积极配合治疗,预后良好。

【护理感悟】

本例中,王某因为担心手术失败,心里失落、闷闷不乐,不愿接受手术了。我通过叙事护理的理念和技术,主动进入她的生命故事,不断改写她的认知蓝图,最终发生行为的改变。每个人都有自己生命的闪光点,在人生的困顿中,这些闪光点的意义尤其特殊,它能释放出正能量,改写现在经历的苦难。

第二节 宫颈癌患者的叙事护理

宫颈癌(cervical cancer)又称子宫颈癌,医学定义是指发生于宫颈的浸润性恶性肿瘤,是女性最常见的恶性肿瘤之一,给女性造成不良的心理影响,导致生活质量下降。

宫颈癌的主要症状为腰腹酸痛、阴道出血及白带异味。部分患者还会出现尿频、尿急、尿痛、血尿,还有的患者会出现排便困难、里急后重。出现这种情况时,患者的生活质量会受到严重影响。

【案例介绍】

徐某,女性,50岁,乳腺癌根治术后3年,积极随访,并未发现转移灶,此次由于接触性阴道出血,门诊妇科检查发现患者子宫颈上呈菜花样组织,随即收入院行宫颈癌根治术,入院时由老公陪同未见子女。患者住院期间态度消极,不愿配合治疗。

【叙事护理】

1. 叙说故事

手术前一天,我走到患者床旁,准备为患者进行术前备皮及健康宣教。我微笑着对坐在床上的徐阿姨说:"阿姨,明天就手术啦,今天我们就要做术前准备了。"徐阿姨没有看我,低着点了下头。

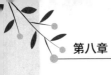

2. 问题外化

我："阿姨，您怎么闷闷不乐的，能说说看您为什么心情不好吗？"

徐阿姨抬起头，感觉找到了知心人，一下子打开了话匣子："我实在是想不通为什么又是我呢，怎么每次都是我？我明明已经很注意了，上次主治医生叫我复查，我每次都按时复查的，怎么又生这个毛病的呢，我已经死过一次了，怎么又叫我死一次呢，本来想着退休了终于可以安享晚年了。女儿在支教都不敢告诉她，她还没结婚呀，我要是真没了，我老公和女儿可怎么办？"

我："那您现在是担心手术吗？"

徐阿姨："是呀，上次乳腺癌已经手术一次了，手术后手都不能动，这次医生说是要切子宫，我真的是拖累我老公和女儿一次又一次。"

我坐下握紧徐阿姨的手，说："阿姨，手术后虽然有很多不便，但是我们这个手术不会造成肢体活动的受限，术后我们恢复一下，是鼓励下床多活动的，也不影响的。"

徐阿姨看着我："真的吗？不会不能动？"

我："阿姨，您放心，现在医疗这么发达，我们这个手术都是微创的，肚子上只有几个小小的伤口，不像以前啦。"

徐阿姨："上次手术我连梳头都要老公帮我，我实在不想拖累他了，为了照顾我，他和单位请了好几次假了，要是让女儿知道，还要害她担心。"

我："我其实很理解您，我们这里很多患者得了癌症自己都很不能接受，更何况您上次也开了那么大的刀，真的是很坚强，要是我肯定也是不知道怎么办了。"

徐阿姨："真的，这次又生这么个毛病，对我自己的打击非常大，我都不知道该怎么办，天天都要愁白了头发，有种生不如死的感觉。"

我："阿姨，您要是愿意就跟我聊聊吧，把您内心的想法说出来。"

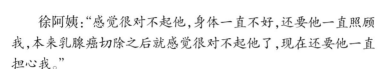

徐阿姨:"感觉很对不起他,身体一直不好,还要他一直照顾我,本来乳腺癌切除之后就感觉很对不起他了,现在还要他一直担心我。"

我:"阿姨,我看您老公对您真的很好。"

徐阿姨:"是啊,他对我是很好,所以想跟他走得更长久一点,就是不知道这次手术之后预后会怎样,术后的恢复会不会很乐观,要是结果不好,那该怎么办啊?"

问题外化详见表8-2-1。

表8-2-1 问题外化

步骤	内容
问题命名	担心术后病程
询问影响	担心术后恢复,怕老公、女儿担心
评估影响	生两次癌症,怕无法治愈
论证评估	术后可以自理

3. 问题解构

我:"阿姨,您自己回想一下上次手术,是不是刚开始的时候也感觉一下子接受不了,但是最后不是也挺过来了嘛,这几年积极复查也都是好的呢。"

徐阿姨:"我上次乳腺癌查出来的时候,女儿还在上学呢,我实在是狠不下心,我告诉自己一定要坚持住,我老公也鼓励我,说不管怎么样都会陪在我们身边,我真的很感恩我老公和女儿,他们陪了我那段痛苦的时光。今年女儿刚刚毕业,她很努力,心地也好,非要去支教,我们也很支持她,我女儿经常打电话回来关心我,叫我注意身体,说是要我漂漂亮亮地参加她的婚礼,现在又发生这种事,我不知道能不能坚持到女儿结婚了。我现在真的是害怕了,这个会不会是我乳腺癌转移过来的呀,是不是代表我复发了?"

我:"阿姨,一般情况下乳腺癌都是直接浸润到周围的组

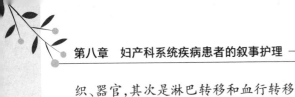

织、器官,其次是淋巴转移和血行转移,转移到子宫颈是极其少见的,而且您每次都有按时复查呀,其实情况都还是可以的,不需要担心。"

徐阿姨:"大不了再来一次而已嘛。"

问题解构详见表 8-2-2。

表 8-2-2 问题解构

困难	感受
身体原因	无奈、伤心
顾虑	老公、女儿为难
上次手术经历	勇敢面对
前后对比	放宽心态,再来一次

4. 问题改写

我:"对啊,再来一次,生命也能再来一次的,就像上次您那么努力地积极治疗,这次也可以的。"

徐阿姨:"是呀,我年轻时是技术骨干,工作的时候也一直不放弃的,没道理这次放弃自己的。"

我:"对呀,不能放弃呀,不能像现在这样不配合治疗呀!"

徐阿姨:"是的,我会积极配合治疗、配合手术。年底女儿回来时,我让她看到一个坚强的我、新生的我。"

我:"那徐阿姨,您打算手术之后,要怎么好好生活呢?"

徐阿姨:"我还是会像以前一样积极复查,爱惜自己的身体,不让老公和女儿担心。"

问题改写详见表 8-2-3。

表 8-2-3 问题改写

时间	行为蓝图	认知蓝图
过去	技术骨干	能力强,不放弃
最近	一次癌症根治术	积极治疗、复查

时间	行为蓝图	认知蓝图
现在	不配合治疗	知晓手术意义及术后恢复
未来	积极手术治疗	女儿看见新生后的自己

5. 外部见证人

我："那我们约定，您要积极配合治疗，不要一直这么沮丧，多和其他房间的病友聊一聊，他们也在很积极地治疗自己的疾病呢。"

徐阿姨："嗯，我试试。"

我："您遇到两次还能这样积极，我是真的很佩服您，我也要向您学习，不能轻言放弃，我以前一遇到事就慌了，根本不像您这样这么积极地应对。"

术后第二天早晨查房来到徐阿姨床边，阿姨高兴地和我说："您看我可以下床活动了，我今天早上下来走了好几圈，屁都放了。"

我："真的啊？那很好，那我们今天就可以进食半流质饮食啦，您看我就说这手术没那么吓人吧。"

徐阿姨："谢谢您啊，早上女儿还打电话给我了，说是寄了她支教的照片给我呢。"

在后续治疗中，徐阿姨都很积极地配合治疗。

外部见证人详见表 8-2-4。

表 8-2-4 外部见证人

阶段	内容
表达	年轻时是技术骨干
意象	不放弃
共鸣	遇事慌，不沉着冷静
触动	不轻言放弃，积极应对

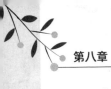

6. 治疗文件

照片。

【患者转归】

患者手术后,从她老公口中得知,她现在一直积极活动,还等着年底给女儿一个惊喜;从病房病友口中得知,她经常会去其他房间和手术患者、癌症患者聊天,鼓励他们积极治疗,她的鼓励也让很多人得到了鼓舞,一周后患者术后恢复出院。

【护理感悟】

本例中徐某因曾经乳腺癌手术,经历数次化疗,不幸这次又查出宫颈癌,心情低落,态度淡漠,不愿配合治疗,认为这都是命,人是战胜不了命运的。通过叙事护理的理念和技术,我主动进入她的生命故事,发现她生命中的"例外故事",在现在、过去、未来中反复穿梭,不断改写她的认知蓝图,最终发生行为的改变。

第三节　功能失调性子宫出血患者的叙事护理

功能失调性子宫出血,简称"功血",是由于下丘脑 - 垂体 - 卵巢轴发生异常,而非器质性病变引起的以月经失调为特征的异常性子宫出血。其主要表现为月经稀发、月经频发、月经过多、不规则性月经过多、月经过少和月经中期出血。

功能性子宫出血患者失血过多可引起贫血,严重者可出现头晕、心慌、气短、乏力、水肿、食欲缺乏等现象,反复发生会给患者心理和经济带来巨大负担。

【案例介绍】

张某,女性,26 岁,刚刚在国外读完研究生,现如今刚刚回国,打算明年结婚,男朋友是外企经理,为人得体大方。张某这是第二次因为阴道不规则出血而就诊。因为这事男方家一直不同意这场婚礼,觉得会影响以后生育,患者自己也很苦恼,一直郁郁寡欢。有时一整天都不讲话，整个人很萎靡。

【叙事护理】

1. 叙说故事

我来到患者床旁说："今天感觉怎么样啊，有没有比昨天感觉好点？"

张某头也不抬，只淡淡地摇了摇头。

2. 问题外化

我："您现在有什么不开心的事情可以跟我说说的。"

张某："哎，别提了，我感觉自己都快抑郁了。"

我："跟我说说吧，我可以给您开导开导。"

张某："您说，我总是出血，这都快结婚了，可是还是不能治愈，我婆婆因为这件事对我都开始有意见了，就怕我影响以后的生育，我就想不明白了，为什么这种事别人没有，就只会发生在我身上了。"

我："您这种疾病是可以治愈的，医疗条件都很好，再说一旦您痊愈了，以后的生育不会受到影响。"

张某："真的不会受到影响吗？可是我看网上介绍说，这种疾病对生育的影响还是蛮大的。"

我："只要您积极配合医生检查、治疗，一切都会好起来的。"

张某："这些道理我都懂，目前最担心的就是怕影响以后的怀孕，婆家会不喜欢。"

问题外化详见表8-3-1。

表8-3-1 问题外化

步骤	内容
问题命名	郁郁寡欢，越来越颓废
询问影响	怕以后生育受到影响
评估影响	自己的婚期可能受到影响
论证评估	能否不出血

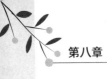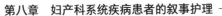

3. 问题解构

我:"那您会很在意别人的眼光吗?"

张某:"我很注重别人对我的看法,从小到大我都品学兼优,对自己也是严格要求的,所以这次的事情对我自己打击很大,我怕他们对我有一些看法。也因为这个,我男朋友家里不同意我们结婚,她们认为我总是不规则出血,以后结婚了会影响生育,我也不知道怎么跟她们解释?"

我:"您这个我看过了,是排卵性功能失调性子宫出血,是可以生育的。"

张某:"可是要是治疗效果不好,以后还这么出血,那怎么办,我还是很担心。而且我婆婆家都知道了我有这个病,对我心存芥蒂,我也不知道跟她们怎么解释?"

我:"等您出院后,跟您男朋友好好沟通,把您这个病的前因后果都讲清楚,让他去和家里解释清楚。"

张某:"嗯,我男朋友对我倒是很好的,自从我生病后,每天都来医院陪我,也从来不过问我到底能不能生育,他只关心我的身体,说等我好了就跟我结婚!"

我:"对呀,那就很好呀,说明您男朋友还是很爱您的,您现在不要想太多,好好养病,早点准备你们的婚礼!毕竟结婚后还是你们俩生活在一起,他对您好才是真的。"

问题解构详见表8-3-2。

表8-3-2 问题解构

贡献	影响
学习、工作经历对她的贡献	国外读研、学历高
通过赞许形成的身份认同	因为努力现在是企业高管
功血对她的影响	不能与男朋友如期结婚

4. 问题改写

我:"有的时候磨难并不都是不好的,往往这种小病小痛才是生活的奠基石！"

张某："可是这种磨难不要也罢,对家庭的影响也不小。"

我："那万一遇到了您怎么办？就这么放弃吗？"

张某："不,不会放弃。这次出血与第一次出血没有完全被治愈有关,要是能够得到及时、有效的治疗,这次也不会再出现这样的情况。"

我："您这个治愈是需要时间的,不能着急,您做好心理准备了吗？"

张某："放心,我不会放弃的。相比于那些完全不能生育的人来说,自己已经算是幸运的了,只要自己积极治疗,还是能怀上的,凡事都要往好处想！"

我："那对于以后的生活有什么想法呢？"

张某："乐观看向未来,我相信我会有一个幸福的婚姻和可爱的宝宝,不管别人怎么想、怎么看！"

问题改写详见表 8-3-3。

表 8-3-3　问题改写

时间	行为蓝图	认知蓝图
很久之前	学历高	聪明、努力
最近	担心出血影响生育	理解这种出血只是暂时的
现在	害怕出血不能被治愈	了解这种出血不影响生育,需要时间治愈
未来	可以治愈,可以正常怀孕	好好配合,不消极

5. 外部见证人

我："您能这么想,真的太棒了！那我们约定从明天起,尝试与婆婆说说心里话,怎么样？"

张某："行,我试试。"

我："加油！"

外部见证人详见表 8-3-4。

表 8-3-4 外部见证人

阶段	内容
表达	为了爱情生活不断改变
意象	不是一个人在战斗
共鸣	并没有别人那么优秀
触动	接受现在的自己,及时调整

6. 治疗文件

书籍。

【患者转归】

一周后,她男朋友特地跑过来感谢我,说道:"谢谢您啊,和您聊过以后,她心情可好多了,对我们的婚事也有了信心!"从同事口中了解到,她现在不仅能积极配合治疗,慢慢也开始打开心扉,愿意和大家交流,甚至偶尔还能讲上一两句笑话。一周后她做完手术,恢复良好,顺利出院。

【护理感悟】

这位姑娘的就诊实例告诉我们,其因为自身功血问题而产生了无数的低落情绪,对生活充满了失望,而这个疾病也引发了诸多其他问题,一旦没有一个好的心态来处理,那结果自然不可想象。这个时候叙事护理的作用就凸显了出来,让患者说出自己内心的顾虑,帮助她解决,重现生活的美好。

第四节 卵巢功能早衰患者的叙事护理

卵巢功能早衰是指女性 40 岁之前性腺功能的减退,给患者带来的伤害是非常大的,可出现血管功能失调、月经失调,还有一些精神、神经症状。卵巢功能早衰是导致女性发生不孕症的一个重要原因,但其病因和发病机制尚不十分明确。

近年来的研究结果表明,其病因包括遗传学因素、免疫因素、医源性因素和环境因素等。更年期卵巢功能早衰的妇女往往有忧虑、抑郁、易激动、失眠、好哭、记忆力减退、思想不集中等症状,有时喜怒无常,类似精神病发作。

【案例介绍】

林某,女性,30 岁,研究生毕业,诊断为卵巢功能早衰,结婚2 年未孕,今年公司体检时发现患有甲状腺癌,医生建议在进行手术前至生殖医学中心进行生育力保存。目前已取卵 3 次,冷冻保存胚胎 3 枚。患者在外企任管理层工作,其整日情绪低落,唉声叹气。

【叙事护理】

1. 叙说故事

一天,林某从生殖医学中心取卵后回到恢复室,护士前来告知其取卵情况,发觉其闷闷不乐,嘴里嘟囔着些什么。

林某:"烦人,每次取卵都是这样,吃了苦还没结果。我怎么这么倒霉,什么事情都碰到我头上了,我这是造了什么孽。接二连三的健康问题,我做了什么要对我这样! 死了算了,一了百了,轻松!"

2. 问题外化

我:"您怎么会这么想呢? 可以和我说说吗?"

林某:"以前的日子太美好,是我不懂珍惜。现在人生一片灰暗,一点希望也没有。事情太多,快透不过气了!"

我:"能描述一下这种感觉像什么吗?"

林某:"就像是在潜水,我向着阳光,拼命地往上游,但是有股力量却拉着我,总把我往深渊里拽。"

我:"您愿意和我具体说说为什么会有这种感受吗?"

林某:"您看,我这么年轻,以前都很顺利的,怎么一切步入正轨了,反而问题越来越多了? 甲状腺癌、卵巢功能早衰、试管婴儿? 我为什么要经历这些?! 感觉自己人生太灰暗了,没有希

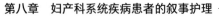

望！身边所有人都只是安慰，可是事情不发生在你们身上，你们是不能理解的。我现在对什么都提不起精神，吃不下、睡不着。好想回到以前的日子，但是不可能了！"

问题外化详见表8-4-1。

表8-4-1 问题外化

步骤	内容
问题命名	想不通、失落
询问影响	人生灰暗、没希望
评估影响	和从前的生活反差太大
论证评估	想回到从前的日子

3. 问题解构

我："嗯，您对甲状腺癌和卵巢功能早衰有了解吗？"

林某："自从生病以后，我也查了很多资料。甲状腺癌有人说是'懒癌'，预后还算好，影响也比较小。但是不管怎么说都是打上了'癌'这个字……主要后来又查出卵巢功能早衰，医生说我的卵巢功能不太好，每次取卵要么没有，要么只有一两个。这一而再，再而三地，谁受得了？每当我回想从前，我真的是好后悔。"

我："后悔什么？为什么会感到后悔呢？"

林某："后悔从前不听父母的劝，不注意身体，为了事业天天熬夜。如果那时候注意劳逸结合，可能就不会得这个病了。卵巢功能早衰可能也和之前没节制地熬夜加班，生活没有规律有关。或许我再注意一点，半年没怀孕就来看看医生，现在可能也不需要做试管了！我真的觉得对我的家人很抱歉，我给他们带来了很多麻烦。"

我："其实您是一个聪明又能干的姑娘。"

林某："是吗？以前的确是这样，我从来不需要他们操心，之前边工作边读书，那些年也咬牙过来了。他们也一直以我为傲，一直对我很放心，但正因如此，我感到更加内疚、难受。从小爸妈就对我寄予厚望,支持,尊重我的每一个决定。病了之后,他们在我面前从没有表现出难过,可能是怕影响我吧。我先生也是,放下手头的工作,一直鼓励我、安慰我、支持我。"

问题解构详见表8-4-2。

表8-4-2　问题解构

困难	感受
身体因素	无奈、难以接受
担心问题	给家人带来麻烦
过去经历	一帆风顺、家人引以为傲
同伴支持	家人的支持与鼓励

4. 问题改写

我:"您对未来的生活有什么打算吗?"

林某:"说实话,我有点迷茫。感觉事情都不在自己的掌控之内,心里有点明白,却不敢往下走。我很想像之前那样回到正轨,做一个幸福、快乐的人。"

我:"您知道吗,有这么多人关心您,您已经是个幸福的人了。"

林某:"对,您说得对! 家人、朋友一直在鼓励我,我是幸福的。时间久了,我的内心好像已经慢慢了解、接受现状了。如果能扛过去,之后我一定会对自己的身体更加负责。我要积极治疗、赶紧康复、乐观面对,才是对自己、对身边人最好的回报!"

问题改写详见表8-4-3。

表8-4-3　问题改写

时间	行为蓝图	认知蓝图
过去	各方面一帆风顺	不需要被操心
最近	甲状腺癌、卵巢功能早衰	无法接受
现在	感觉人生灰暗,没有希望	后悔、无奈
未来	调整心态,配合治疗	积极治疗,不让家人担心

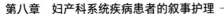

5. 外部见证人

我:"这样想就对了!心理上的难关过去了,您离胜利就近了一大半。"

林某:"嗯!我一定要积极一点,摆正心态,尽快赶走拉着我的那股力量!"

我:"不如我们做个约定,您好好治疗,我们所有人都等您凯旋,等您来移植,开开心心地迎接宝宝,好吗?"

林某:"好,一言为定!我一定会努力,勇往直前。"

外部见证人详见表8-4-4。

表8-4-4 外部见证人

阶段	内容
表达	为了未来的日子而努力
意象	努力、勇往直前
共鸣	遇到疾病时的态度
触动	调整心态,积极面对

6. 治疗文件

书籍。

【患者转归】

再次复诊时,林某已成功切除病变的甲状腺,整个人的状态也平和了许多。她见到我时,手指着脖子上那条新增的瘢痕对我说:"看,我已经打赢一场!下一场,您愿意和我一起吗?"我不禁触动,笑着点头,她亦回以微笑。阳光下,我与她,都闪着泪光。

【护理感悟】

这个案例中的林某对生活缺乏信心,护士在询问过程中,根据叙事护理的内容做好护理,让患者树立信心,重新找回希望。

复诊时再次看到身经恶战而又凯旋的她,那种油然而生的感动与自豪感无法言语。希望每个人都能发挥所长,不仅是在医院,更是在生活中,给予更多人帮助,将爱继续传递下去。

第五节　异位妊娠患者的叙事护理

异位妊娠是指受精卵在子宫腔外着床、发育的异常妊娠过程,也称宫外孕,以输卵管妊娠最常见。手术切除输卵管是治疗的主要方式,术后患者常伴有不孕症等情况。因此患者多伴有焦虑、抑郁情绪,在一定程度上影响其术后康复效果及生活质量。

【案例介绍】

张某,女性,19岁,大二学生。因剧烈腹痛伴阴道流血,在同龄男友陪同下入院检查,诊断为异位妊娠。入院后急诊行单侧输卵管切除术。住院期间,患者经常闷闷不乐、暗自流泪。

【叙事护理】

1. 叙说故事

手术后第二天,护士巡视病房,在为患者更换液体时发现患者在暗自流泪,床边并无男友陪同。护士上前柔声询问,患者情绪爆发。

我:"姑娘啊,液体已经换好了,这袋液体只有250ml,很快就会滴完,多留意一下。还有您家属不在吗? 晚上有人陪吗? 是去哪儿了?"

张某(小声呜咽):"他不会回来了,这里只有我一个人。"

我:"他不会回来了? 怎么了?"

张某:"下午的时候,我男朋友说校学生会有活动,晚上要到七点多结束,说是结束了就再回来。我问他,我这刚做完手术,万一晚上出了什么事情,怎么办? 他倒是心很大,叫我别担心,说护士医生都在,大晚上能出什么事情。我问他学生会是不是

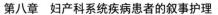

非去不可,学生会和我哪个重要? 他竟然摔门而出了,我打他电话他也不接,我该怎么办啊! 我好郁闷啊,什么事情都不想做,感觉自己被抛弃了。"

2. 问题外化

我:"我知道您现在感觉心里很不好受,对吗?"

张某:"是的,我觉得我被抛弃了,很郁闷。"

我:"说不定他只是有其他的急事而已,您先别多想。"

张某:"他从出去到现在一直都没联系我,而且我打他电话也不接,他肯定是不要我,嫌弃我了。一开始我怀孕的时候他还是很兴奋的,可他知道我是宫外孕之后态度就180°大转变,对我冷淡了很多。我感觉自己真的被他抛弃了。"

问题外化详见表8-5-1。

表8-5-1　问题外化

步骤	内容
问题命名	郁闷
询问影响	被抛弃
评估影响	和自己期望的不一样
论证评估	摔门而出,打他电话不接

3. 问题解构

我:"您男朋友说了晚点来,不会不来的。况且忙到那么晚还承诺要来陪床,他还是关心您的。等到这袋液体输完,您洗把脸再听听音乐、看看剧,心情平复一下,时间过得很快的。"

张某(痛哭起来):"六小时中,我给他打了十多个电话,他一个也没接。他怕是早就厌烦我了吧,等到明早他都不会回来。他不来,我又能去哪儿,我爸妈在老家,这里唯一信任的人就是他,他却……"

我:"小妹妹,我比您大几岁,您可以把我当成姐姐,您有什么心事都可以对我说。"

张某:"高中的时候,晚上下晚自习无论多晚他都会送我回家,当时课业那么忙,他任何一天都没有落下对我的关怀。现在却连句话也不愿意和我说,他一定是认为我在无理取闹,我真令人讨厌!"

我:"怎么会呢,我还记得我们第一天见面您还冲我笑呢。我当时就觉得您是多么的可爱啊。而且这个病房里的人都很喜欢您,觉得您又漂亮又优秀。您回想一下你们谈恋爱的时候是不是他对您也挺好的?"

张某:"是的啊,他以前对我照顾有加、关怀备至。可谁能想到我现在躺在病床上如此落魄,家里人都以为我在上课,他们怎么会想到自己眼中优秀的女儿居然跑到医院流产,还是个宫外孕,我真是失败。我怎么对得起父母。我现在这张脸都不敢照镜子,活着真是太累了。"

问题解构详见表8-5-2。

表8-5-2　问题解构

困难	感受
身体因素	无奈、失落
担心问题	被男友抛弃
过去经历	男友照顾有加
同伴支持	病房里的人都很喜欢您,又漂亮又优秀

4. 问题改写

我:"我当时在您这个年纪的时候,也对别人的看法很敏感。"

张某:"考试有再考的时候,可我这次做了单侧输卵管切除术,会对我以后生育有影响吗?我才19岁,我以后还能不能生孩子了?"

我:"您的另一侧卵巢和输卵管是正常的,以后是可以正常生育的。"

张某:"真的吗?我以后还能生孩子?"

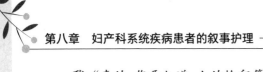

我:"真的,您要知道,人的输卵管和卵巢都有2个,您的另一侧卵巢和输卵管是正常的,是可以怀孕的。女孩子最重要的就是保护好自己,生命是自己的,生活也是自己的。"

张某:"和您这么一聊,心情就好多了,我可以等冷静下来再跟我男朋友好好聊聊。"

我:"您能这样想真是太好了。好好休息吧,要是有事情您按铃告诉我,我也会随时来看您的。"

问题改写详见表8-5-3。

表8-5-3　问题改写

时间	行为蓝图	认知蓝图
过去	男友照顾有加、关怀备至	有感情基础
最近	异位妊娠	郁闷
现在	手术切除单侧输卵管	被抛弃
未来	配合治疗仍可以怀孕	心情好多了

5. 外部见证人

我:"那我们说好了,从现在开始积极配合治疗,不要失落,您的微笑让人动容,每天给大家一个微笑怎么样?"

张某:"嗯,我努力。"

我:"您如此聪明、漂亮,大家都很喜欢您的。"

外部见证人详见表8-5-4。

表8-5-4　外部见证人

阶段	内容
表达	男朋友以前对她照顾有加
意象	您的微笑让人动容
共鸣	我19岁的时候对别人看法也很敏感
触动	认清现状,微笑面对未来

6. 治疗文件

书籍。

【患者转归】

两天后,她男友询问我:"您跟她聊了什么?她心情好多了,也愿意跟我好好交流了。"从护士口中得知,她积极配合治疗,积极表达心里的想法,和男友沟通自己的感受;从病友口中得知,她经常跟大家交流。术后三天,体温正常,血常规正常,恢复良好,顺利出院。

【护理感悟】

案例中的张某年纪轻轻却遇到了异位妊娠的困扰,曾经的她是那么优秀,集美貌与才华于一身,而正是这些"枷锁",才会让她在遇到打击后承受比别人更多的痛苦。叙事护理中的外化和改写正可以帮助张某解决此时的心理问题,让她看到生活的希望,男友的不离不弃,她还是原来那个优秀的自己,生活对她还是照顾有加的。

正如英国作家克莱儿·麦克福尔的《摆渡人》,整个作品就是我们人生的映射,我们的人生就像这样一场旅途,在旅途的过程中,我们会遇到各种各样的荒原,也许我们有幸遇到带领我们前行的摆渡人,帮助我们更好地穿越荒原,到达安全屋;也许我们运气稍差,只能独自前行,在漫长的摸索中,突破重围,找到方向。我们每个人都在独自经历自己人生的荒原,或许有一天您会发现,您才是您自己人生的摆渡人,只有您自己才能摆渡自己。希望此文的叙事护理个案能让更多的患者抱着坚定而乐观的心去面对疾病,成为自己的摆渡人,顺利到达人生的彼岸。

第六节　稽留流产患者的叙事护理

稽留流产又称过期流产或死胎不下。胚胎死亡而仍稽留于子宫腔内者,孕产物一般多在症状产生后 1~2 个月内排出。因此,皆规定胚胎停止发育后2个月尚未自然排出者,称为稽留流产。稽留流产对妊娠期女性来说,无论从身体还是心理上都是一次伤害,因此对术后的女性应该要多加照顾,调理好其身体,安抚好其情绪。

【案例介绍】

张某,女性,30岁,企业高管,平时夫妻感情和睦,今孕1月余,因产检发现胎儿停止发育入院。住院期间,患者沉默寡言、郁郁寡欢,对医生、护士缺乏信任。

【叙事护理】

1. 叙说故事

入院后,责任护士对患者及其家属进行了健康教育,嘱咐张某要保持积极、愉快的心情。但是患者始终情绪低落、神情紧张,不愿意见人。在护士的鼓励下,张某向护士倾诉了自己内心的不安。

张某:"我一直都很期待这个孩子的来临,我现在30岁了,已经过了最佳的生育年龄了,我跟我老公结婚7年,我老公一直想要自己的宝宝,所以我们开始备孕,我们全家一直都很期待这个宝宝,结果现在宝宝以这种方式离开了我。我觉得没脸面对我老公了,我对不起我的家人,我不是个合格的母亲,没有保护好这个未降临的小生命。"

2. 问题外化

我:"我知道您现在一定感觉心里很难受,对吗?"

张某:"对,我觉得就是绝望,感觉所有的希望都破灭了。"

我:"孩子以后肯定还是会有的,要有信心。"

张某:"可是我现在一点信心都没有了,您都不知道这是我盼了多久的宝宝,而且下次谁能保证宝宝就能健康、平安地诞生。"

我:"养好自己的身体才是目前您应该做的。"

张某:"我现在只想有一个健康的宝宝。原本我都计划好了等宝宝出来做的各种事情,可是现在呢? 所有人估计都很失望。"

问题外化详见表 8-6-1。

表 8-6-1　问题外化

步骤	内容
问题命名	绝望、感情压抑
询问影响	希望破灭、失落
评估影响	和自己的期待有所差异
论证评估	想要有个健康的孩子

3. 问题解构

我:"我能理解,您很优秀。"

张某:"我父母从小就对我很严厉,对我期望很高,再加上我自己也很要强,所以这么多年,无论是上学还是工作,我都是拼了命地去努力,因为我知道,只有这样才能成功,不让我父母失望。"

我:"当初您心里一定很纠结吧! 生宝宝还是工作?"

张某:"是的,今年是我工作的转折点,现在竞争压力这么大,我本来打算再晚几年生孩子的,但是我老公特别想要孩子,我怕影响夫妻感情,没办法只能在这个节骨眼上怀孕生子,想着工作再重要也没有家庭重要。"

我:"那您觉得您工作的这些年里遇到的最大的困难是什么呢?"

张某:"算不上困难,只是太辛苦,这么多年,别人工作我工作,别人休息我还在工作,为了工作我付出了太多,其实没有捷径,我现在的成功只是我这么多年努力而来的结果吧。"

我:"既然这么辛苦,那您有想过放弃工作吗?"

张某:"从来没想过放弃工作,这么多年我学习就是为了能够有个好的工作,现在我都实现了,怎么可能这么轻易放弃。工作的时候我能够发挥自己,工作带给我实现自己的快乐,为了这种无法言喻的快乐,就是再辛苦也值得。"

我:"那您觉得是现在难还是以前更难呢?"

张某:"以前工作都是自己一个人做,做得不够好还要担心影响到别人,影响到公司这个大集体,现在只是我自己小家庭里面有一点问题,再怎么样我还有我老公陪着我,不是孤军奋战,我有自己的家人陪伴。我还是幸运的!"

问题解构详见表8-6-2。

表 8-6-2　问题解构

困难	感受
心理因素	自责、失落
面临选择	工作还是家庭
前后对比	家人支持,从头开始

4. 问题改写

我:"您能这么想,我很开心。那您有没有想过如何跨过眼前这道坎呢?"

张某:"改变心态,从'心'开始。"

我:"怎么从'心'开始呢?放弃工作,专注于家庭吗?"

张某:"不,工作、生活我要同步发展,不再郁郁寡欢,积极配合医护人员。以前一边上学一边学习舞蹈,只要肯努力,能吃苦,就一定行!"

我:"那还那么担心以后怀不上宝宝吗?"

张某:"不怕,宝宝是上天安排的礼物,不能强求,我只能够用一个健康的身体去迎接的准备,其他的靠天意。"

我:"您有什么话想要对这段时间的自己说吗?"

张某:"人生没有一帆风顺、事事顺心的,遗憾总是会有的,只要摆正心态,学会换位思考,再大的遗憾,也会是人生最好的历程。"

问题改写详见表8-6-3。

表 8-6-3 问题改写

时间	行为蓝图	认知蓝图
过去	公司高管	有能力、肯努力
最近	流产	一切都没有了
现在	产褥期	郁郁寡欢、心情低落
未来	调整心态	热爱身边的一切

5. 外部见证人

我："那我们做个承诺,从现在开始调整心态,积极配合医生治疗,每天好好休息,多跟家人沟通。"

张某："行,我试试。"

我："您的努力是我应该学习的,我也要改变现在不思进取的心态,要继续学习,改变自己,让自己更充实。"

外部见证人详见表 8-6-4。

表 8-6-4 外部见证人

阶段	内容
表达	为了自己的未来努力付出
意象	金字塔,一步一步到顶点
共鸣	我按部就班,缺乏创新
触动	调整心态,不被困难所打倒

6. 治疗文件

书籍。

【患者转归】

两天后,她老公问我:"您说了啥? 她现在爱笑也爱说话了!"从护士口中知道,她积极配合治疗还主动沟通自己的感受;从同病房病友口中知道,她经常参与大家的交流,有时候还讲笑话。她的微笑温暖了家人的心,也让她真正敞开怀抱拥抱生活。

一周后她做完手术,恢复良好,顺利出院。

【护理感悟】

本例中张某第一次怀孕却稽留流产了,因而心情低落,出现逃离反应、态度淡漠,不愿与人交流。通过叙事护理的理念和技术,我主动进入她的生命故事,发现她生命中的"例外故事",在现在、过去、未来中反复穿梭,不断改写她的认知蓝图,最终发生行为的改变。每个人都有自己生命的闪光点,在人生的困顿中,这些闪光点的意义尤其特殊,它能释放出正能量,改写现在经历的苦难。

第七节　先兆流产患者的叙事护理

先兆流产指妊娠 28 周前,出现少量阴道流血、下腹阵痛,妇科检查子宫口未开,胎膜未破,子宫大小与停经周数相符。当孕期阴道检查发现子宫颈明显扩张或羊膜囊明显膨出达到或超过子宫颈外口水平,此刻行宫颈环扎术称为急诊宫颈环扎术。

手术时要抬高患者臀部,必要时还可经腹行羊水穿刺降低子宫内压,目的是有助于羊膜囊回纳,便于环扎术的实施。如果不及时治疗,可造成流产,甚至流产感染。

【案例介绍】

钱某,女性,34 岁,G_1P_0,孕 22^{+3} 周,体外受精 - 胚胎移植(IVF-ET,又称试管婴儿),阴道少量见红,腹部偶感不规律宫缩,B 超提示子宫颈口开大,展平。急诊拟以先兆流产收治入院,须紧急行宫颈环扎术,孕妇一直情绪焦虑、低迷。

【叙事护理】

1. 叙说故事

钱某经平车送入产科病区,我帮忙平移至床上,为钱某进行入院宣教,见其眼角有泪,便进一步询问钱某。

钱某(哭泣):"检查的医生说子宫口开大了,好像有个什么东西展平了,我好害怕……我怕这次还是没有保住宝宝!"钱某边说着边情绪激动地拉着我的手,望着我的眼神里透露着绝望。钱某继续说道:"我做的试管婴儿,中间尝试了好多次,我已经快绝望了,好不容易才有了自己的宝宝,您不知道我有多开心,现在却发生了这样的事。难道我这一生就不配拥有属于自己的孩子吗! 我真的不想让他离开我啊!"说完,她别过脸,用手擦了擦脸上的泪。

2. 问题外化

我:"您能描述一下这种感觉吗?"

钱某(焦虑):"天呢! 我担心得都要疯了! 就像溺水的人不会游泳一样无助! 我要是保不住宝宝,可要怎么办啊? 呜呜……我又不了解这个手术,很担心这个宝宝保不住。"

问题外化详见表8-7-1。

表8-7-1　问题外化

步骤	内容
问题命名	对手术的焦虑
询问影响	睡不好、吃不好
评估影响	不能像其他孕妇一样养胎
论证评估	想要宝宝健康

3. 问题解构

我:"您先不要激动,我理解您的感受。这个宝宝是您好不容易得来的,我也明白想为人母的心情,但您要有信心,坚信一切都会好的,不是吗?"

钱某(情绪稍微平复):"对的,之前又做了那么多次试管婴儿,经历了那么多事情。为了宝宝我也要坚强,我相信这次也一定会好的,可以保住我的孩子! 这次主任又亲自为我做手术,我的信心又增加了不少,我一定会尽力配合的!"

我："您真是个坚强的妈妈！我们会一直陪在您身边的！要是有什么不舒服随时打铃叫我好吗？您现在放松,等手术室师傅来接您！"

钱某和其家属："好的,谢谢！"

我："您回来啦,手术做得很成功！您觉得您现在和刚怀宝宝时有什么不同吗？"

钱某(兴奋)："有太大的不同了。刚怀宝宝的时候,我非常开心,每天都看很多关于孕妈的信息,注意膳食搭配、活动量,因为我的宝宝得来不易,所以就格外关注这些方面。大家都因为这个宝宝很开心。我也很关注宝宝的一举一动,他每动一下,我都能感受到有一个鲜活的生命在我的肚子里。刚怀孕的时候我经常控制不住地发脾气,家人都会包容我、哄着我,也对我特别关心,经常说一些笑话逗我开心。"

我："那现在还有什么顾虑的地方吗？"

钱某："(叹气)现在啊……我就很担心宝宝的安全,做了这个手术以后会不会对宝宝有什么不好的影响。我就一直想这想那的,晚上也睡不好,吃东西也没有胃口,心情不好就想要发脾气,家里人也不敢跟我多说什么,怕引我生气。(情绪激动)我也知道我这样不对,可是我真的很重视这个宝宝,都怪我不好,没照顾好自己,更没照顾好宝宝,让家里人担心了。我是个不称职的妈妈！(哭泣)"

问题解构详见表8-7-2。

表 8-7-2　问题解构

事件	影响
家人对她的鼓励	怀上宝宝
她通过家人形成的身份认同	足够坚持,有勇气
对自己的认同	不能正常分娩,自责
面临手术	对宝宝的担忧

4. 问题改写

我:"那您还有什么担心呢?"

钱某:"我怕我后面做不好……"

我:"为什么会这么想呢? 您现在已经很棒了,不是吗? 您想想之前遇到过的困难,不都扛过来了吗?"

钱某:"嗯嗯,也对! 回想以前工作上经历了跳槽、转行,再到后来和老公一起创业,中间经历的种种磨难,都一一走了过来,如果当时没有坚忍不拔、吃苦耐劳的精神,又怎么会有今天的成就呢? 为了这个宝宝我们全家做了这么多努力,不能因为我怕做不好就宣布放弃。(手放在自己的腹部,感受胎动)为了家人、为了宝宝,不管多难我都会坚强的,做个'超人'妈妈!"

家属(欣慰地笑):"护士,太感谢您了,之前我们也不敢多说话,现在您跟她聊了两句她就放松了很多,整个人现在也有精气神了,整个人自信了许多。我们心里的大石头也终于落下了。谢谢,真的谢谢!"

我:"没事,这是我们应该做的。对了,还有一些注意事项跟你们说一下。"(家属和钱某认真倾听)

问题改写详见表 8-7-3。

表 8-7-3　问题改写

时间	行为蓝图	认知蓝图
过去	工作变动	坚韧不拔、吃苦耐劳
最近	先兆流产	焦虑、烦闷
现在	行宫颈环扎术	担心、焦虑
未来	安全分娩宝宝	对保胎充满信心

5. 外部见证人

我:"有空的时候,您也可以和隔壁床的孕妇多聊聊天。她也和您一样,特别棒。你们可以做个伴,相互鼓励、相互加油!"

钱某:"嗯嗯,知道了,护士。"

我:"家属也多陪她聊聊天,缓解一下她的压力,相信一定会好起来的! 我们一起加油吧!"

家属:"好的!"

外部见证人详见表 8-7-4。

表 8-7-4　外部见证人

阶段	内容
表达	为拥有宝宝而付出
意象	超人
共鸣	理解想为人母的心情
触动	积极配合,不放弃一丝希望

6. 治疗文件

书籍。

【患者转归】

现钱某怀孕 27^{+3} 周,在病房里她主动与人交流,会与周围人员开玩笑,保持着积极、乐观的心态。孕 29^{+6} 周时,成功分娩一存活男孩。

【护理感悟】

本文中钱某一直有勇气、有信心地坚持进行试管婴儿,最终怀孕,这是一种发生在孕妇本人身上的正能量,此时行宫颈环扎术后孕妇更需要这种能量为自己充电,为了家人、为了宝宝,我在这个时候也很明确地指导她及家属重建信心。在医护人员、隔壁床孕妇及家属的见证下,钱某最终积极面对生活,勇敢守护胎儿。这就是叙事护理的力量。

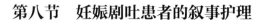

第八节　妊娠剧吐患者的叙事护理

妊娠剧吐是指约有半数以上妇女在怀孕早期会出现早孕反应,包括头晕、疲乏、嗜睡、食欲缺乏、偏食、厌恶油腻、恶心、呕吐等。症状的严重程度和持续时间因人而异,多数在孕6周前后出现,8~10周达到高峰,孕12周左右自行消失。少数孕妇早孕反应严重,频繁恶心、呕吐,不能进食,以致发生体液失衡及新陈代谢障碍,甚至危及孕妇生命。

【案例介绍】

李某,女性,34岁,某连锁超市职工。婚后2年未孕,来我院检查为多囊卵巢综合征,经过治疗后终于成功怀孕,此次因怀孕9周妊娠剧吐而收治入院,妊娠剧吐导致患者水、电解质紊乱,遵医嘱给予静脉补液,经补液治疗后患者呕吐症状稍许缓解。因呕吐频繁且不愿进食,患者情绪低落,对治疗效果不满意。

【叙事护理】

1. 叙述故事

入院后,责任护士对患者进行了多次健康教育,嘱咐李某要保持积极、愉快的心情,积极配合治疗,多补充营养。但是患者始终情绪低落,不愿意吃饭。在护士的鼓励下,李某向护士倾诉了自己内心的烦闷。

李某:"本来我结婚就晚,之前又因为多囊卵巢综合征,结婚2年多了都没能怀孕,努力治疗了那么久,终于好不容易怀上了,所以一开始呕吐的时候还没觉得有什么,甚至还很开心,可是后来越吐越厉害了,吃什么吐什么,这都2个多月了还吐得这么厉害,也不知道什么时候才能好一点,人家怀孕都是长胖,就我不仅一点没长,反而还瘦了好几斤。现在还要住院挂水,也就觉得自己很没用,什么都做不好。"

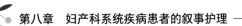

2. 问题外化

我："为什么会这么觉得呢?"

李某："人家怀孕都是长胖,就我不仅一点没长,反而还瘦了好几斤。现在还要住院挂水,也就觉得自己很没用,什么都做不好。"

问题外化详见表8-8-1。

表8-8-1　问题外化

步骤	内容
问题命名	自我否定
询问影响	什么都做不好
评估影响	和自己预期的结果不一样
论证评估	想早日改善目前症状

3. 问题解构

我："我理解您,这个宝宝确实来之不易。"

李某："我也知道孕吐是正常的,可是我怎么就吐到需要住院治疗了? 医生说我太紧张了,要我放松一点,可是这治疗了这么多天,我依旧吐得这么厉害,感觉并没有多少好转。"

我："所以您是觉得治疗效果不理想是吗?"

李某："我知道治疗是要时间的,可是我心里急。今天我婆婆来医院看我的时候,跟我说要多吃点东西,不管吃得下吃不下都得吃,不然小孩会发育不好,您说我会不想吃东西吗,我也想宝宝发育得好一点,可是我现在这个状态,吃一点就吐,不吃还吐得少一点,本来这个小孩就是好不容易才怀上的,我年龄又大,这个小孩要是有点什么问题,我家里人肯定会埋怨死我的。"

问题解构详见表8-8-2。

表 8-8-2　问题解构

困难	感受
身体因素	无奈、失落
婆媳关系	不被理解
心理压力	担心胎儿安全及家人的想法
治疗效果	效果未达理想

4. 问题改写

我："为什么您要担心家里人埋怨您呢？您家里人的想法对您的治疗有什么帮助吗？只会增加您的烦恼吧！"

李某："我也知道胡思乱想对小孩不好，可是有时就是控制不住，之前没怀孕的时候就想着能顺利怀孕就好了，怀孕了有孕吐还觉得挺好的，觉得一切都在往好的方向走，可没想到现在吐得这么严重，我婆婆又老说我不肯吃东西，心里有点不开心。"

我："您觉得您婆婆不理解您，是吗？"

李某："从查出有多囊卵巢综合征开始，她就没少唠叨。为了能顺利怀孕，我努力减肥，您别看我现在瘦，才一百零几斤，我原先有一百三十多斤呢！"

我："减掉将近三十斤，很厉害的，减肥这么困难的事情您都坚持下来了，您还怕什么呢？"

李某："因为就想着能治好多囊卵巢综合征，早点怀孕，生个健康的宝宝，减肥那点苦都不算什么。"

我："那您的计划现在不是完成得很好吗？为什么要为还未发生的事情而担忧呢？"

李某："您说得对，还没有发生的事情想了也没用，他们的想法我也控制不了，我能做的就是放松心情，照顾好自己，努力配合医生治疗。"

问题改写详见表 8-8-3。

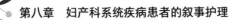

表 8-8-3 问题改写

时间	行为蓝图	认知蓝图
过去	顺利怀孕	认真治疗
最近	怀孕	往好的方向走
现在	妊娠剧吐	失落、不开心
未来	配合治疗	照顾好自己,放松心情

5. 外部见证人

我:"那说好了,从现在起您可不能再胡思乱想,要好好休息,放轻松点儿,认真配合医生治疗。"

李某:"好的,我会努力的。"

我:"其实您看您还是很厉害的,减肥这么困难的事情都能坚持下来。我就不行,到现在也没减下来。我得努力向您学习,早日减肥成功才行。"

外部见证人详见表 8-8-4。

表 8-8-4 外部见证人

阶段	内容
表达	为了顺利怀孕努力减肥
意象	不怕苦
共鸣	减肥
触动	认清现实,不再胡思乱想

6. 治疗文件

音乐、书籍。

【患者转归】

2 天后,她丈夫问我:"您和她聊了些什么?她现在不再整天闷闷不乐的,也肯尝试吃东西了!"从家人口中知道,她现在每天都尝试进食,实在无法进食的时候就听听音乐、看看书,放松自己。从病友口中知道,她有时还会跟病友聊聊怀孕及育儿的问题,整个人精神了许多。2周后,患者孕吐症状基本缓解,顺利出院。

【护理感悟】

本文中的患者经历了多囊卵巢综合征,好不容易怀孕成功,又发生妊娠剧吐,自觉治疗没用,情绪低落,是感觉到生命力量的虚无。而在叙事护理中,护士发现她生命的"例外事件",改变了认知蓝图,继而让她获得走下去的生命力量。

第九节　妊娠期糖尿病患者的叙事护理

妊娠期糖尿病(gestational diabetes mellitus,GDM)即妊娠后首次发现或发病的糖尿病,可引起多种并发症,对母婴健康均有不利影响。妊娠期糖尿病会增加剖宫产率,可导致巨大胎儿、胎儿窘迫、早产的发生。如何有效控制血糖、减少母婴不良结局、改善 GDM 母婴预后是目前医护关注的方向。

【案例介绍】

徐某,女性,30 岁,高中卫生老师,G_1P_0,孕 24 周查口服葡萄糖耐量试验(OGTT)阳性,孕期血糖控制不理想。今孕 38^{+3} 周,例行来医院进行产前检查,医生告知她须住院观察,遂收治入院。患者性格急躁、追求完美,住院期间情绪焦虑,经常唉声叹气。

【叙事护理】

1. 叙说故事

患者入院后医生下医嘱测微量血糖 7 次,每天 1 次(q.d.),糖尿病饮食。患者 10 个手指轮番被扎,又吐槽食堂饭菜不好吃,觉得这是在花钱买罪受,内心十分不满。此时责任护士正巡视病房,进行健康宣教。

157

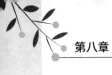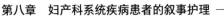

2. 问题外化

我:"徐老师,我看您经常唉声叹气,是有什么不舒心的事情吗?"

徐某:"护士,您说说看,我才 38^{+3} 周,还没有要生的迹象,在家里吃得好睡得香,除了血糖高一点之外什么事也没有,再说妊娠期血糖高一点也是很常见的,医生为什么非要把我关进来? 您再看看我在这里什么样,吃不好睡不着就算了,还要每天测血糖,现在手指头没有一个是好的!"

问题外化详见表 8-9-1。

表 8-9-1　问题外化

步骤	内容
问题命名	住院期间吃、住不习惯,测血糖手指受罪
询问影响	失落、不舒服
评估影响	和自己预期的结果不一样
论证评估	想恢复住院以前的生活

3. 问题解构

我:"徐老师,您先不要激动,普通人血糖高了,得糖尿病了都需要治疗,更何况您现在要升级做妈妈了对不对呀? 您现在是什么感受可以和我聊一聊。"

徐某:"是的呢,我是一名卫生老师,我以前卫生知识很专业,校长还因此颁发给我优秀教师的称号,却没想到自己怀孕还会得糖尿病。"

我:"那学生们的健康卫生工作都是您负责的吧?"

徐某:"是啊,特别是青春期正在发育长身体的青少年,平时一定要健康饮食,切忌挑食、暴饮暴食导致肥胖、高血压、高血糖……"

我:"您的学生真幸运,能有您这样贴心的老师,这么说来您的孩子更幸运,能在您的陪伴下健康成长!"

徐某："可是我现在自己却得了糖尿病了。"

我："其实这个血糖啊，只要您控制得好也不会影响正常生活，但控制得不好对您和宝宝都会有危害。"

徐某："我很担心高血糖对宝宝有影响呀！"

我："是的，首先高血糖会造成您在怀孕期间胚胎发育异常甚至死亡，还会引发妊娠期高血压、羊水过多等其他疾病，到后面甚至还会复发并发展为 2 型糖尿病，这样就麻烦了。您觉得呢？"

徐某："嗯嗯，那我明白了。原来不仅仅是血糖高啊，听上去还蛮吓人的嘛。为了宝宝我一定会注意控制血糖并配合治疗的。"

我："对呀，妊娠糖尿病严重时会造成胎儿畸形，甚至还会引发流产、早产。"

徐某："这也太吓人了吧，还会畸形，还好我大排畸顺利通过了。看来医生让我进来住院是对的。我血糖是一直不好，那我现在控制还来得及吗？"

我："来得及啊，那您从现在开始可不能嫌弃医院的饭菜难吃了啊，这可是营养食堂专门为糖尿病患者准备的。"

徐某："那我要是自己家里烧饭送过来呢，您再具体说说吃点什么比较好？"

我："你们家里饮食呢，要以清淡为主，做到低脂少油、不甜不咸。平常吃饭要少食多餐，能量、糖分较高的食品要少吃。一些含高纤维食物要多吃，比如芹菜、菠菜、西蓝花等。"

徐某："好的，明白了，我平时虽然不喜欢吃得太清淡，但是怀孕期间无论如何都得要坚持一下！除了这些我还要注意什么呀？我特别喜欢听您说。"

我："就像您平时指导学生一样呀，每天的生活要有规律，要适当地活动活动，尤其是饭后，更要散散步，消化消化。"

徐某："好的护士，那您看我现在住在医院里需要用些什么药治疗一下吗？"

我："我们现在每天都在监测您的血糖，基本在正常范围内,不需要使用胰岛素治疗,目前您也没有其他并发症,我们只需要严密观察就好了。"

徐某:"我现在已经在医院住了 2 天了,医生说明天让我去产房行催产素引产,我现在有点害怕,要是生不出来怎么办啊?"

我:"您不要气馁,要相信自己,还没有试过怎么就知道不行呢?我们有专业的医生和护士,一定可以帮助您顺利把宝宝生下来的。您长得那么好看,宝宝也一定很好看,我们都很期待呢。"

徐某:"谢谢,我一定会好好加油的。"

问题解构详见表 8-9-2。

表 8-9-2　问题解构

贡献	影响
校长对她的贡献	校长颁发优秀教师称号
她通过校长形成的身份认同	专业、有能力
她对学生的影响	健康饮食、健康生活
这种贡献对患者身份认同的意义	积极投入到疾病治疗

4. 问题改写

徐某积极配合医生、护士的治疗及饮食,在行第一日催产素引产过程中,徐某下午开始出现有规律的宫缩,并且在第二日凌晨 4 点顺利分娩一女婴。产房护士为新生儿进行早接触、早吸吮,并遵医嘱给予新生儿 10% 葡萄糖溶液预防低血糖。在产房观察 2 小时,无异常情况后,徐某与新生儿入住母婴同室病房。

我:"徐老师,恭喜您啊,顺利生完宝宝。"

徐某:"谢谢,护士,我之前在产房听到儿科医生说要给宝宝喂糖水,这是为什么呀?那宝宝什么时候可以吃奶啊?"

我:"我们之前不是说过妈妈有糖尿病会影响宝宝的血糖吗,所以分次喂糖水主要是为了防止宝宝低血糖的。记住,至少每天要给宝宝喂母乳 8 次哦,每次不少于 20 分钟。"

问题改写详见表 8-9-3。

表 8-9-3　问题改写

时间	行为蓝图	认知蓝图
过去	卫生老师	注重健康饮食
最近	妊娠期糖尿病	身心俱疲
现在	配合监测血糖、饮食	积极改变
未来	积极母乳喂养	相信自己能成为优秀的妈妈

5. 外部见证人

徐某："那么多啊,好吧,为了宝宝我会努力做到的,那护士我们还要注意点什么吗?"

我："今天你们一定要注意观察好宝宝的脸色,一定要红润,如果有发青、发紫一定要及时和我们说。还有要让宝宝侧着睡,防止吐羊水的时候呛到。如果宝宝 24 小时没有大小便也要和我们说,明白了吗?"

徐某："好的,谢谢护士,如果有什么问题我们会及时打铃通知您的。"(患者的老公神情凝重地在一旁仔细倾听着,时而点点头若有所思)

外部见证人详见表 8-9-4。

表 8-9-4　外部见证人

阶段	内容
表达	为了自己的工作努力付出
意象	积极关心学生的优秀健康老师
共鸣	饮食也不喜清淡
触动	认清现实,调整自己,勇敢面对困难

6. 治疗文件

书籍。

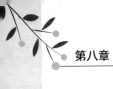

【患者转归】

产后第三日,患者子宫收缩好,阴道流血不多,伤口好,血糖监测正常,予以明日出院。

徐某:"护士,医生说我明天可以出院了,我什么时候来复查啊?"

我:"徐老师,祝贺您康复出院了,产后42天要到产科门诊复查。回家之后继续清淡饮食,保持良好的生活习惯。定期复查血糖,即使产后正常也应每3年复查血糖1次。"

徐某:"好的护士,谢谢您这段时间的照顾和护理。"

我:"不用谢,这都是我们应该做的。"

【护理感悟】

本例中,徐某以前是专业的卫生老师,没想到自己却得了妊娠糖尿病,这次又被迫入院治疗,自觉花钱买罪受,情绪低落,是感觉到生命力量的虚无。通过叙事护理的理念和技术,我们了解了她的成长故事,发现了她生命中的闪光点,通过与她深度的对话中,慢慢帮助她找回过去的自己。给予她面对目前小小困境时,突破自己的勇气与力量。

第十节　妊娠期肝内胆汁淤积症患者的叙事护理

妊娠期肝内胆汁淤积症(ICP)是妊娠中、晚期特有的并发症,临床上以皮肤瘙痒和黄疸升高为特征,主要危害胎儿,使围生儿早产率和死亡率增高。该病对妊娠最大的危害是发生难以预测的胎儿突然死亡,风险与病情程度相关。

本病具有复发性。本次分娩后可迅速消失,再次妊娠或口服雌激素避孕药时,常会复发。对产妇的心理、情绪会产生不良的影响。

【案例介绍】

李某，女性，29 岁，知名模特，孕 32^{+1} 周。偶尔感觉手脚有些发痒，起初患者并没有在意，可是持续了一段时间，发觉全身也开始痒了。隔天，患者就在丈夫的陪伴下到门诊就诊，做了相关生化检查，诊断为妊娠期肝内胆汁淤积症。医生建议患者尽早入院治疗，连续监测胎心，必要时须终止妊娠。住院期间患者情绪不稳，焦虑、紧张，对医生、护士缺乏信任。

【叙事护理】

1. 叙说故事

一天，我微笑着来到李某床旁，说道："李某，您好！再过 8 周，您的宝宝就可以和您见面了，您一定很开心吧！对宝宝的到来是不是充满了期待？"李某没有说话，苦笑了一下，默默地摸了一下自己的肚子。

2. 问题外化

我："怎么了？您是有什么顾虑吗？看您的样子好像有心事。"

李某："我觉得现在的我很不好，和我想的完全不同。"李某带着哭腔和护士说。

我："您是指哪一方面和您想象得完全不同呢？如果愿意的话，您可以和我说说。"

李某："距离宝宝出生还有 8 周，如果我的病情恶化了，我就必须要剖宫产，可是如果宝宝提早出生，我很担心宝宝身体健康不健康。而且您也知道，我是做模特的啊，身材和外表对我们来说是多么重要啊，我不敢想象身上有一道瘢痕。我现在因为瘙痒，身上已经被抓得斑斑点点了，如果再加一道瘢痕，我就更没法做这份工作了！"李某越说越激动，抽泣起来。

我轻轻地拍着李某的后背，用纸巾帮她擦干眼泪，轻声说："我完全能理解您现在的心情，也知道您的担忧与顾虑。但是您现在要坚强一点，给宝宝树立一个好榜样。"

李某擦干了眼泪，看着我说道："您说得对，无论怎么样，我要先保护好宝宝,只有我足够坚强,宝宝才能更好地成长。"

问题外化详见表 8-10-1。

表 8-10-1　问题外化

步骤	内容
问题命名	现实和想象出入太大
询问影响	影响前途、担心宝宝
评估影响	不是自己想象中的样子
论证评估	恢复到怀孕前的样子

3. 问题解构

我:"我很能理解您,您这么漂亮,身材也很好,T台上的您,一定是父母的骄傲。不像我,30 岁了,还是得过且过,没一点上进心。"

李某:"我从小就参加各种文艺节目,因为我喜欢上舞台的那种感觉,散光灯下万人瞩目。意外怀孕已经打乱了我的计划,不过想着年纪也不小了,早点生嘛,身材恢复得快,也能尽快地回到 T 台。可是现在不但身上奇痒难忍,如果病情加重,还得剖宫产把宝宝生出来。我自己吃点苦就算了,我怕会影响我孩子啊,还没足月,心肺长好了吗? 会不会影响他一辈子啊!"

我:"您这么坚强,我相信您的宝宝一定也会和您一样,宝宝现在情况还不错,您的病情也稳定了许多。您现在应该学会控制自己的情绪,以免病情恶化。我看您老公每天都来陪护您,看来您老公很爱您啊。他支持您的事业吗?"

李某:"我老公当然爱我。就算工作再忙,也会挤出时间来全心全意地陪着我、护着我。他对我的事业也非常支持。"李某一脸娇羞却又难掩骄傲地说道。

我:"那这么多年的 T 台奋斗史,您有遇到过什么特别让您难以忘怀的困惑吗?"

李某:"不出名的时候,招人排挤。出了名嘛,曝光度太高。

酸甜苦辣咸,让人柔肠百转。不过我不怕,继续坚持我的梦想。日复一日,年复一年,只要我坚持初衷,像太阳一样,不管遇到什么困难我都不会退缩,让更多人喜欢我。"

我:"说得真好,这样才不愧称为'太阳',那这些年您又从中获得了什么呢?"

李某:"掌声、快乐,还有就是我老公啊!我喜欢台下观众的掌声,我喜欢 T 台上自信的自己,享受被观众注视的目光,不管遇到什么困难,我相信我一定会克服,我会不顾一切回到我热爱的那个 T 台,绝对不能辜负爱我的人和我之前那么多年的努力!"

我:"那您现在还在害怕什么呢? 想想以前那个无所畏惧、一往直前的您,想想您热爱的一切!"

李某:"对呀,我害怕什么呢? 职场上的排挤、无人知晓、流言蜚语,到最后家喻户晓。我都一路挺过来了,现在就一个妊娠期肝内胆汁淤积就想难倒我。这也太小瞧我了。"

问题解构详见表 8-10-2。

表 8-10-2　问题解构

困难	感受
身体因素	无奈、失落
面临选择	老公支持,自信满满
事业经历	酸甜苦辣咸,让人柔肠百转
前后对比	不再畏惧,勇敢面对

4. 问题改写

我:"那您现在打算怎么做呢?"

李某:"抛开一切负面情绪,调整心态,安心养胎。积极配合医生、护士治疗,让宝宝在我肚子里多待一天是一天,尽量让宝宝等到足月再生出来。就算到最后还是剖宫产,现在医疗整形这么发达,难道连一个剖宫产的瘢痕也去不掉吗? 您说是吧。"

我:"您能这么想,我很欣慰。如果您配合治疗了,病情还是

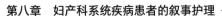

恶化,宝宝还是得提前出来,您还担心吗?"

李某:"不那么担心了,既然我已经尽力了,就没什么可害怕的。我相信我的宝宝没那么脆弱的。再说,你们这么专业,难道连个早产儿也处理不好吗?哈哈!我相信你们的专业、技术。"

我:"那您有什么想要对这段时间的自己说的吗?"

李某:"不要因为没有掌声而放弃梦想,糟糕的日子都熬过去了,剩下的就是好运气,凡事看得开。"

我:"有没有想过顺利生下宝宝后的生活呢?"

李某:"我会珍惜每一天和宝宝、老公独处的时间,相夫教子,做个贤妻良母。尽快回归 T 台,打造自己梦想。"

问题改写详见表 8-10-3。

表 8-10-3　问题改写

时间	行为蓝图	认知蓝图
过去	当名模	有追求、肯努力
最近	怀孕	熬过这段时间
现在	肝内胆汁淤积	失落、害怕
未来	配合治疗	相夫教子,做个贤妻良母,回归 T 台

5. 外部见证人

我:"那我们约定,从现在开始积极配合医生的治疗,不要过分紧张,不要乱发脾气,每天和肚子里的宝宝说说话,对来看您的亲戚、朋友多一个微笑哦,可以吗?"

李某:"行,我试试。"

我:"您的坚强真的很值得我去学习,我也试试改变下我自己,改掉得过且过的毛病。"

李某:"行,那我们一起努力。"

我:"一起努力,一起加油。做最好的自己。"

外部见证人详见表 8-10-4。

表 8-10-4　外部见证人

阶段	内容
表达	为自己的梦想而付出
意象	像太阳
共鸣	得过且过,没一点上进心
触动	做最好的自己

6. 治疗文件

书籍。

【患者转归】

两天后,从护士口中知道,她积极配合治疗,主动沟通自己的感受。从同病房病友口中知道,她经常参与大家的交流。她又恢复了以前的样子,比以前更加热爱 T 台、热爱梦想、热爱生活,也比以前更加坚强了。入院 10 天后,患者积极配合治疗,各项指标均已正常,医生查房准许出院。

【护理感悟】

本例中的李某本想生完孩子马上恢复身材,投入热爱的模特工作,却患上妊娠期肝内胆汁淤积。通过叙事护理的理念,护士主动进入她的生命故事,发现她生命中的"例外故事",在现在、过去、未来中反复穿梭,不断改写她的认知蓝图,最终发生行为的改变。每个人都有自己生命的闪光点,在人生的困顿中,这些闪光点的意义尤其特殊,它能释放出正能量,改写现在经历的苦难。

第十一节　妊娠合并胎儿生长受限患者的叙事护理

妊娠合并胎儿生长受限(FGR)是指胎儿大小异常,在子宫内未达到其遗传的生长潜能,胎儿出生体重低于同孕龄平均体重的 2 个标准差,或低于同龄正常体重的第 10 百分位数。

妊娠合并胎儿生长受限会使胎儿在子宫内出现突然的胎心消失,会在分娩过程中出现胎儿窘迫,另外出生后的新生儿死亡率和发病率也会比正常孩子要高。

【案例介绍】

张某,女性,35 岁,有不孕史。去年于我院做试管婴儿成功。怀孕期间,早孕反应严重,进食不规律;孕中期被诊断为胎儿生长受限,入我科行营养治疗。近期总是有头晕、失眠,担心生出来的孩子不健康;整天吃不好,睡不好,本来活泼开朗的她最近沉默寡言,喜欢独处,暗自抹眼泪。

【叙事护理】

1. 叙说故事

一天,张某在补液的过程中,由于感觉一次次的静脉穿刺太麻烦了,就不想继续补液治疗,想回家,从而张某与婆婆之间引发了一场家庭矛盾。护士得知情况后,微笑着来到张某的床旁说道:"张姐,您好。您现在恢复得很不错哦,生命体征也很平稳了!"张某低着头看着手机,对护士爱理不理。

2. 问题外化

我:"您觉得您现在感觉如何?"我顺手把药水挂在输液架上。

张某不耐烦地看了我一眼,说:"我觉得我现在很不开心,很烦躁。"

我:"为什么不开心呢?"

张某:"每天都要输这么多药水,您看我手上都是针眼,已经很难扎针了。唉……您看,好不容易怀孕了,还一天到晚有这么多烦心事。"

我:"那您愿意把您的烦心事和我分享吗? 我们可以一起解决它。"

张某:"我以前总听别人说婆媳相处难,这下我算是切身体会到了。我看啊,她关心的根本不是我,是肚子里的孩子吧!天天逼我吃吃吃,还要送我来医院输液,麻烦死了,还浪费这么多时间。而且我最近吐得好厉害,吃什么吐什么,但是又变得好胖,胖得我都快认不出来自己了,唉,心里不开心。真的有办法解决这个问题吗?"

我:"您能描述一下这种感觉像什么吗?"

张某:"就像屋漏偏逢连夜雨,很孤独,很无助。"

问题外化详见表8-11-1。

表8-11-1　问题外化

步骤	内容
问题命名	失去对自我的调节
询问影响	烦躁,害怕被嫌弃
评估影响	和自己预期的结果不一样
论证评估	想恢复怀孕以前的身材

3. **问题解构**

我:"怀孕是一件令人高兴的事情,当然这当中也会有一些苦楚,比如早孕反应、身材走样呀。"

张某:"是啊,我之前也是很开心,可您看我现在这个样子……"

我:"我当初怀孕的时候也是这样,可难受了,我非常理解您的感受。但家里添新丁是个喜事,婆婆也是为了您好。您想呀,能给孩子提供营养的人只有您,宝宝每天都在您肚子里等着您的'投食'呢,您吃得多,宝宝才能长得又快又好,您说是不是?"

张某点了点头,说道:"嗯。但是吃得多,外加输营养液,人一下子长得很胖,也不知道产后能不能恢复到原来的样子,以前的衣服也穿不下了,还怎么和姐妹们一起出去逛街、拍照呀……我真的不想输那么多营养液了。"张某不经意间摸了摸肚子。

169

我:"我理解您的想法,但是您能告诉我当下什么更重要吗?"

张某不假思索地回答道:"那当然是我肚子里的宝宝了,我吃了那么多苦,好不容易做试管婴儿成功了,当然最希望宝宝不要再出什么问题了。护士,我想问问宝宝现在的问题影响大吗?"

我:"目前宝宝的情况还算可以,您宝宝出现的问题叫胎儿生长受限,如果再不补充营养,后果就会有些大了。"

张某:"啊? 会怎么样,快告诉我!"

我:"您不用那么紧张,我给您说说其中的道理。您现在挑食,为了身材,不吃这不吃那,那宝宝的营养可就跟不上了啊。这样宝宝就无法顺利生长,时间长了后果会很严重,您能明白吗?"

张某十分坚定地回答道:"能! 能明白! 那怎样才能快速补充营养呢?"

我:"目前您进食量不足。我们现在给您输的是营养液,可补充能量和营养,情况就会好很多。"

张某:"好的! 谢谢您,护士! 本来以为少吃些没事的,没想到危害这么多,之后我一定多吃点,配合你们的治疗工作,不能让我的宝宝在肚子里受苦。"

张某终于绽放了微笑,这位新手妈妈的微笑甚是明媚。

问题解构详见表 8-11-2。

表 8-11-2　问题解构

困难	感受
早孕反应	难以忍受、身心交瘁
体像紊乱	抛之脑后、活在当下
反复穿刺	调整心态、努力接受
前后对比	为了宝宝不再畏惧

4. 问题改写

我知道,张某终于敞开了心扉,接着说道:"没事的,呵护宝

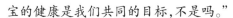

宝的健康是我们共同的目标,不是吗。"

张某:"嗯,是的。谢谢您,愿意花这么多时间听我说,还宽慰我,给我讲道理。就扎左手吧,这样一会儿饭点我也能自己吃饭,不用那么麻烦婆婆了。"

我:"针扎好了,这个留置针是软的,您不用很紧张一直关注着,放松就好了,但手不要用力哦。"

张某:"嗯,好的,谢谢您,麻烦您了。"

问题改写详见表8-11-3。

表8-11-3　问题改写

时间	行为蓝图	认知蓝图
过去	不孕	肯努力、不畏辛苦
最近	早孕反应	调整心态,熬过这段时间
现在	胎儿生长受限	担心、害怕,改变心态
未来	配合治疗,依从性提高	配合输液

5. 外部见证人

我:"那我们约定,从现在开始改变心态,好好补充营养,好好吃饭!"

张某:"好,我一定加油改变!"

我:"我相信您。"

外部见证人详见表8-11-4。

表8-11-4　外部见证人

阶段	内容
表达	为了宝宝改变心态
意象	坚强、伟大的母亲
共鸣	身体的不适应导致关注点的偏移
触动	改变心态、补充营养、呵护宝宝

6. 治疗文件

书籍。

【患者转归】

2 天后从护士口中知道,她积极配合治疗,依从性大大提高,不再害怕打针;从同病房病友口中知道,她心态积极向上,不再怨天尤人。在简单的沟通下,患者能够理解婆婆的关心,在护士的帮助下了解胎儿生长受限的危害以及最有效的处理办法,同时也配合治疗,3 天后胎儿情况有所好转,顺利出院。

【护理感悟】

身体的不适容易引起心理的不适,导致患者怨声载道,从而降低患者对于治疗的依从性。叙事护理的过程其实是各种技术穿插其中的,有时候浑然一体,并不觉得生分,没有单一、固定的叙事护理模式,技术也只是用来帮助患者透过苦楚重塑生命脚本的。叙事重要的是态度,是对患者的温情。

第十二节 妊娠合并乙型肝炎患者的叙事护理

乙肝病毒携带者是指乙肝表面抗原阳性持续 6 个月以上,很少有肝病相关的症状与体征,肝功能基本正常的慢性乙型肝炎病毒感染者。主要由乙型肝炎病毒感染引起,病毒来源有垂直传播、婴儿期感染、性传播,以及抵抗力较弱被感染、慢性乙肝转化。

孕产妇携带乙型肝炎病毒是导致新生儿感染乙型肝炎病毒的主要原因。孕产妇发现自己携带乙型肝炎病毒后,由于对疾病缺乏认识,害怕传染给新生儿,担心被社会歧视,同时孕产妇孕期由于应激和体内激素等原因,会导致孕产妇产生心理障碍,影响妊娠结局。

【案例介绍】

张某,女性,22 岁,中专学历,普通职员。产检时检查得知乙肝阳性,夫妻单独生活,与双方父母分开居住。老公知道病史情况,患者担心会产生家庭矛盾,还未告知其父母。G_1P_0,现孕35^{+5}周,早产临产,宫缩规则,宫口开大4cm,胎膜未破,急诊入院,收入产房待产。分娩后,由于自身知识缺乏,对疾病是否对新生儿有影响表现得很担忧,情绪焦虑。

【叙事护理】

1. 叙说故事

顺产分娩后,产妇听到婴儿啼哭声,开始不断询问婴儿情况。对于孩子的健康状况很担忧,不知道该怎么办,表现得手足无措。产妇现在很担心早产的孩子太小,不能接种乙肝疫苗,担心自己"小三阳"会将乙型肝炎病毒传染给孩子。另外其公婆会来医院照顾产妇坐月子,产妇不知道是该继续瞒着公婆,还是坦然地告诉他们。产妇出现紧张、担忧、焦虑等负面情绪及心理状态。

2. 问题外化

我:"恭喜您,宝宝已经顺利出生了,您感觉怎么样呢?"

张某:"生孩子实在是太疼了,前面都没有心思想其他的事情。现在生完了,冷静下来了,我开始担心了。"

我:"您担心什么?"

张某:"担心我'小三阳'会将乙型肝炎病毒传染给宝宝,宝宝他现在早产这么多天,我还没有做好准备去迎接这个小生命。也不知道早产是不是和我'小三阳'有关系,会对他有什么影响。"

我:"宝宝已经平安出生了,一般情况都挺好的,就是体重稍轻。在可接种疫苗的范围之内的话,就不必太过担忧。"产妇仍是一脸愁容,眉头紧锁,护士来到她的身边,握住她的手。

我:"您怎么啦? 还有什么心事吗?"

产妇看着护士,欲言又止,叹了口气。

张某:"还有就是我公婆不知道我是'小三阳',到现在对他们保密着呢,没告诉他们,但他们会来照顾我坐月子,我现在不知道要不要告诉他们,可又怎么说呢!"

我:"您公婆来照顾您是好事呀,怎么还唉声叹气的? 您为什么要保密呢? 觉得你们会因为这个原因而相处得不好吗?"

张某:"嗯,我自从产检知道自己是'小三阳'后就一直在纠结。我们和公婆住得远,平时也就过年过节去看望一下他们两位,这又刚结婚没多久就有了孩子,和二老接触得也不多,现在他们要过来和我们一起住,这情况又没告诉过他们,我怕他们知道后会责备我。我这心里像拧麻花一样,乱得很。"

我:"您觉得当您得知自己是'小三阳'后,对您的生活有什么影响吗? 和以前有什么区别吗?"

张某:"我怀孕期间也还在上班,知道自己有这个问题以后,成天都在想着会不会传染给孩子,要是宝宝出生也是'小三阳'该怎么办,又不好意思和别人说,还总觉得身边的人像是也知道了似的,看我的眼神都不一样了。"

我:"您为什么会这样认为呢?"

张某:"因为他们看到我,和我说话都离得远远的,很多事情都不让我做了,感觉大家都不和我亲近了。像是我会传染给他们似的,这几个月我过得好压抑。"

我:"那您老公呢? 他有做什么吗?"

张某:"我老公知道后没什么区别,对我还是一如既往地好。还告诉我现在有疫苗可以打,一直叫我不要担心。可我也不懂,还是担心没他说得那么简单。"

问题外化详见表 8-12-1。

表 8-12-1　问题外化

步骤	内容
问题命名	不知所措
询问影响	担心会传染,害怕产生家庭矛盾
评估影响	知识缺乏,认为没自己想得那么简单
论证评估	想要宝宝健康、家庭和睦

3. 问题解构

我:"嗯,那您有没有换位思考过? 身边的人知道您怀孕了,就与您保持距离,有些活不让您干是怕磕着、碰着您,也是保护您的一种方式呢? 并不是躲着您呀!"

张某:"嗯,您这么一说,我回想起来确实是这样,大家是在保护我。"

我:"宝宝哭声有听到吗? 现在看上去都很健康,体重 2 300g。儿科医生会进一步进行体格检查,有问题的话会告知您和您的家属。您能和我说说现在心情怎么样?"

张某(特别担忧、焦虑):"嗯,宝宝哭声我听到了。我昨天突然肚子痛起来了,他离预产期提前了那么多天出生,我好担心他体重不够。我产检的时候查出来'小三阳',我以前都不知道自己有这个病,也不知道会对小孩有什么影响,产检的时候才对这个稍微有些了解,宝宝孕周和体重那么小,疫苗可以打吗?"

我:"可以接种的。您入院的时候是不是让您签了一张乙肝疫苗的预防接种告知书,您还记得吗?"

张某(感觉要哭了):"有点印象,但当时宫缩太痛了,没仔细听介绍了些什么。我真是太丢人了,这个都记不住,真是没用。"

我:"可以理解的,宫缩的时候确实是很痛的,不用自责。宝宝体重已超过 2kg 了,可以按照接种程序按时接种疫苗的。这里还有宣传册,您可以阅读一下,在 24 小时内(最好 12 小时内)给宝宝接种,这样预防效果最佳。接种过疫苗之后,我们都会记录在册。"

张某:"哦,好的。我知道了,医生会和我家属说我是'小三阳'吗? 请找我老公,我公婆不知道的,他们年纪大的,我怕他们要是知道了会有想法,说很多闲话。我不想让他们知道。"

我:"保护隐私是您的权利,也是我们的职责。您放心,我们承诺只与您老公沟通。那您平时和您公婆处得怎么样啊?"

张某:"我和我老公结婚之后,和公婆接触不多,他们在老家,现在我生孩子,他们才从老家过来照顾我一段时间。"

我:"那您觉得在您结婚后有没有遇到什么困难?"

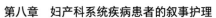

张某:"有啊,我怀孕的时候都没人照顾我,我才22岁,从小在家父母也是当宝贝对待的。我也就中专学历,知道现在这学历是不够的,我在怀孕期间还在夜大学习,准备把学历提升一下。我又要上班又要学习,回家还得操持家务,一切都只能靠自己。还好我老公还算体贴,孕期一直都很照顾我,还会帮我分担一些家务。"

我:"那您觉得您幸福吗?"

张某:"幸福,我很爱我老公,我老公也很爱护我。他知道我是'小三阳'后,从来没有嫌弃过我,我说不想让他爸妈知道,他也支持我的想法。"

我:"您觉得您在您公婆眼里是个怎样的人?"

张某:"坚强、能干,有上进心的人吧。"

我:"那您觉得他们是什么样的人呢?"

张某:"他们在农村里干活,是朴素的老实人。"

我:"您老公能够理解您,告诉您不用担心,一直安慰您,这么好的老公,您觉得他的父母会是通情达理的人吗?"

张某:"嗯,我老公这么好,也是公婆教育得好。"

问题解构详见表8-12-2。

表8-12-2 问题解构

问题	家庭
孕周小、早产	担忧、紧张
自身因素	不想公婆知道
知识缺乏	相互珍惜、收获幸福
前后对比	不再畏惧、坦然面对

4. 问题改写

我:"那现在呢?以前您公婆和您分开住,离得远。现在孩子出来总要有人照顾,他们帮您搭把手您也能轻松许多,您还担心会被他们知道吗?"

张某："不那么担心了,确实以后抬头不见低头见的,以后可能也会知道,就顺其自然吧。我会坦然面对,也相信他们会理解我的。"

我："您能这么想很好,其实'小三阳'并不可怕,现在的免疫接种机制已经能很好地阻断垂直传播途径,让宝宝健康地成长。"

张某："我还想给宝宝母乳喂养呢!'小三阳'患者可以喂母乳吗?"

我："当然可以,按需哺乳就可以了。要早吸吮、早接触,促进母乳的早期分泌和乳腺管疏通,让宝宝尽快和您建立母婴情感。"

张某："嗯,好的,谢谢您的细心解释与指导。我原来还挺焦虑的,我好担心宝宝会有问题,现在我知道情况就不担心了,我会坚持给宝宝喂母乳的。"

我："现在还有什么担心吗?"

张某："没了,没啥可担心的了,我有一个爱我的老公、一个可爱的宝宝,我感到很幸福。再说'小三阳'患者也是可以母乳喂养的,我相信以后就算公婆知道,他们也可以理解。"

问题改写详见表 8-12-3。

表 8-12-3　问题改写

时间	行为蓝图	认知蓝图
过去	得知自己是"小三阳",感到担忧	没有了解,知识空白
最近	怀孕	没人照顾,所有事得自己做
现在	早产分娩后	对病情了解
未来	得到家人的理解	热爱生活,增强家庭幸福感

5. 外部见证人

我："那我们约定,保持住这份心态,并且坚持母乳喂养。"

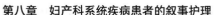

张某:"行,我试试。"

我:"加油!"

张某:"加油!"

外部见证人详见表8-12-4。

表8-12-4　外部见证人

阶段	内容
表达	为了家庭和谐而隐瞒
意象	勇于面对
共鸣	宫缩的时候很痛,无暇顾及其他
触动	面对事实,得到家人理解,增加幸福感

6. 治疗文件

宣传手册。

【患者转归】

1天后,她老公问我:"您说了啥? 她现在给宝宝喂奶很起劲,也没有担心'小三阳'的事情!"从护士口中知道,她在知道母乳喂养不会危害孩子的健康后,坚持自己母乳喂养,又得到了老公的理解,她的微笑一直挂在脸上,也让她真正放下心防,敞开怀抱拥抱家庭和生活。产后3天一切指标正常,高兴地出院了。

【护理感悟】

本例中张某是一名妊娠合并乙肝"小三阳"的患者,一直担心宝宝健康和别人对自己的看法。通过叙事护理的理念和技术,我主动进入她的生命故事,发现她生命中的"例外故事",在现在、过去、未来中反复穿梭,不断改写她的认知蓝图,最终发生行为的改变。此案例中丈夫的关爱和支持是产妇面对问题的闪光点,它能释放出正能量,改写现在经历的苦难。

第十三节　妊娠期高血压患者的叙事护理

妊娠期高血压是指在孕 20 周以后出现高血压,患者临床表现为高血压、蛋白尿,水肿,严重时出现抽搐、昏迷,甚至危及孕妇生命。

妊娠期高血压疾病是妊娠期特有的疾病,是严重影响母婴健康、孕产妇和围生儿发病和死亡的主要原因之一。患者的主要表现是在妊娠 20 周后出现高血压、水肿、蛋白尿,轻度的患者可无症状或仅有轻度的头晕、血压升高,伴有水肿或轻度的蛋白尿。而重症患者则会有头晕、头痛、眼花、恶心、呕吐、持续性右上腹痛、血压升高明显、蛋白尿增多、水肿明显等,甚至昏迷、抽搐。

【案例介绍】

陈某,女性,34 岁,舞蹈老师,曾参赛得到金奖。妊娠期高血压,双下肢水肿,尿蛋白(+),孕 35^{+6} 周入院就诊,母亲有高血压病史,对能否安全顺利生下胎儿及胎儿情况充满担心,对医生、护士缺乏信任。

【叙事护理】

1. 叙说故事

入院后,责任护士对患者及其家属进行了健康教育,嘱咐陈某要保持积极愉快的心情,树立顺利生下宝宝的信心。但是患者始终情绪低落,神情紧张,不愿意见人。在护士的鼓励下,陈某向护士倾诉了自己内心的不安。

陈某:"本来怀孕很开心的,期待了这么久,终于要和宝宝见面了。可是现在却是一身水肿、高血压,还没到预产期就不得已住院治疗,这段时间什么也做不了,自己下地走路都需要别人扶着,吃饭、运动都受限制,还要躺在病床上接受治疗,不知道宝宝能不能坚持到预产期出生,我已经失去过一个大宝了,不能再失去这个宝宝了。"

2. 问题外化

我："我知道您现在一定感觉心里很难受，是吗？"

陈某："是的，我觉得我现在已经不是我自己了，什么都变了。"

我："您能描述一下这种感觉吗？"

陈某："就感觉四肢都绑上了沙袋，做任何事情都比以前困难。"

问题外化详见表 8-13-1。

表 8-13-1　问题外化

步骤	内容
问题命名	失去自我
询问影响	担忧、失落
评估影响	和自己预期的结果不一样
论证评估	想恢复怀孕以前的生活

3. 问题解构

我："我能理解您的感受，以前因为工作不小心失去大宝，现在很小心地备孕宝宝，但事情的发展没有您预期的那么顺利，您很担心。"

陈某："我本来打算安安静静生完孩子，然后继续我的工作。我是真心喜欢跳舞的，不然当初也不会不小心失去大宝。可是我现在这个样子怎么好意思见我的同事和学生们，怎么继续我原来的生活。您看，我已经住院 3 天了，可血压并没有明显下降，我还能坚持到 37 周以后吗？以后还能继续工作吗？"

我："您觉得现在最重要的是什么？是宝宝吧。"

陈某："那是当然了，我这么大年纪还没孩子，身边的人絮絮叨叨说了好多，现在总该闭嘴了吧。"

我："对呀，现在到了最重要的时候，您坚持的每一天，宝宝都能感觉得到母爱，他在肚子里踢您的时候什么感受？"

陈某:"是喜悦吧,我期盼已久的孩子终于要来见我了。"

我:"那您还应该这样整天闷闷不乐吗?"

陈某:"不,我要吸取以前的教训,小心翼翼地等待他的到来。"

我:"那现在为宝宝考虑一番之后,您觉得在医院治疗等待的过程还是那么难以接受吗?"

陈某:"这么多年纷纷扰扰都过来了,眼前这些我还是可以承受的。"

问题解构详见表8-13-2。

表8-13-2　问题解构

贡献	影响
学习、工作经历对她的贡献	舞蹈老师,参赛得奖
通过赞许形成的身份认同	宝宝是最重要的
妊娠期高血压对她的影响	生活活动受限,小心翼翼

4. 问题改写

我:"很高兴您能这么想,人生总会遇见一些困难,困难并不可怕,可怕的是被困难束缚。对您而言,现在最大的期望不就是保守治疗,让宝宝在体内待到37周以后。您会为了自己和宝宝坚持住的,对吧?"

陈某:"对,无论怎样,吃再多的苦,这次为了宝宝我一定全力以赴。您放心吧,我会调整心态,不再怨天尤人、自怨自艾,积极配合医生治疗的。拿出以前学舞蹈时的那份努力、认真,我能挺住。"

我:"那您有什么想对这段时间的自己说的吗?"

陈某:"没有谁的人生是一帆风顺的,都会遇到苦难和挫折,除了别无选择,还可以迎难而上,而我选择后者。"

我:"那有没有想过,生下宝宝之后,要怎么好好生活呢?"

陈某:"要好好珍惜每一天,更加热爱生活,热爱身边的人,积极、乐观、向上。"

问题改写详见表 8-13-3。

表 8-13-3　问题改写

时间	行为蓝图	认知蓝图
很久以前	当上舞蹈老师	认真努力
最近	怀孕	熬过这段时间
现在	妊娠期合并高血压	担忧、焦虑、失落
未来	配合治疗,自然待产	热爱生活,积极乐观

5. 外部见证人

我:"那我们约定,从现在开始积极配合医生的治疗,不要说丧气话,也不要叹气,每天为自己加油打气。"

陈某:"行,我试试。"

我:"您的坚强真值得我学习,我也试试,改变自己,战胜工作和生活中的困难。"

外部见证人详见表 8-13-4。

表 8-13-4　外部见证人

阶段	内容
表达	为了孩子害怕不能完成自己的理想
意象	坚定、有意念
共鸣	小心地待产
触动	坚持到底、未来可期

6. 治疗文件

书籍。

【患者转归】

2 天后,她妈妈问我:"您说了什么?她现在能静下心来

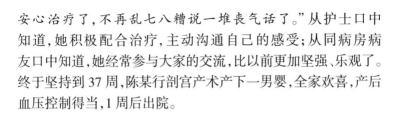

安心治疗了，不再乱七八糟说一堆丧气话了。"从护士口中知道，她积极配合治疗，主动沟通自己的感受；从同病房病友口中知道，她经常参与大家的交流，比以前更加坚强、乐观了。终于坚持到37周，陈某行剖宫产术产下一男婴，全家欢喜，产后血压控制得当，1周后出院。

【护理感悟】

本例中陈某热爱舞蹈工作，却患上妊娠期高血压，全身水肿、身材变形，担心自己的职业生涯因此结束，同时担心腹中胎儿能否顺利健康出生，心情失落、闷闷不乐，不肯下床活动，感觉自己很没用，被朋友、同事抛弃了。通过叙事护理的理念和技术，我主动进入她的生命故事，在现在、过去、未来中反复穿梭，不断改写她的"认知蓝图"，最终发生思想和行为的改变。

第十四节　前置胎盘患者的叙事护理

前置胎盘是指妊娠28周后，胎盘附着于子宫下段，其下缘达到或覆盖子宫颈内口，位置低于胎儿先露部。前置胎盘是妊娠晚期患者出血的常见原因，是妊娠期严重并发症，若处理不当则会危及母婴安全。目前，在临床上针对前置胎盘没有特定的疗法，而是采用期待疗法暂时保证母婴安全，提高胎儿成活率。期待疗法能否成功与孕妇的心理状态息息相关。

【案例介绍】

李某，女性，32岁，G_1P_0，孕34^{+2}周，幼师，因前置胎盘伴阴道出血入院，现已行保守治疗1周仍有少量见红，患者变得敏感脆弱，渐渐产生了焦虑不安的情绪，并对治疗方案产生了质疑。

【叙事护理】

1. 叙说故事

一天，患者向护士及其他病室患者抱怨同病室的新生儿哭闹厉害影响其休息,并总感觉有人在背后指指点点,并与人发生口角。值班护士来到李某的病房,询问具体情况。

李某:"真是不明白,大家的胎盘位置都好好的,怎么轮到我就不好了呢? 每当我看到周围的产妇和她们的孩子一家人其乐融融的样子,再想想我肚子里这可怜的孩子,和我一起整天担心会不会大出血、会不会早产,我就忍不住伤心。都是我没用,让胎盘位置长得不好,没能给肚子里的宝宝提供一个安全的环境。"

2. 问题外化

我:"您一直在说都是自己的错,那么是您故意让您肚子里的孩子面临这么多的风险吗?"

李某:"怎么可能是我,我想保护他还来不及呢!"

我:"那您觉得您受这个病的影响,整个人的状态相较之前有什么变化吗?"

李某:"现在我变得很焦虑,最近还和周围的人吵架,也不愿配合你们治疗。"

我:"您能具体描述一下您目前的感受吗?"

李某:"可以。这种感觉就像如鲠在喉,心里憋得慌。"

我:"您愿意和我说说您为什么会有这个感受吗?"

李某:"嗯。我害怕孩子会出问题。医生说我出血多的话就要终止妊娠,我这属于早产,小孩的肺部没发育成熟,会有呼吸窘迫的可能。如果我的血止不住,我也会有生命危险。这些情况我也不敢和家里老人说,怕他们担心。所以我现在感到很焦虑,憋得慌。"

问题外化详见表 8-14-1。

表 8-14-1　问题外化

步骤	内容
问题命名	自责
询问影响	害怕孩子早产、大出血

步骤	内容
评估影响	焦虑,与人发生口角
论证评估	想确保孩子的安全

3. 问题解构

我:"嗯,您能和我说说这个前置胎盘对您的生活造成了什么影响吗?"

李某:"它让我整天寝食难安,变得特别焦虑、特别敏感。我之前性格、脾气很好的,也很有耐心,不会随便和人发脾气。无论是同事还是朋友对我的印象都很好的,而且我还得过优秀教师奖呢!现在的我就像变了一个人,我都快不认识自己了。"

我:"是啊,我知道您是一名幼师,性格和脾气应该很好,也是受过高等教育的,应该能理智地看待问题,怎么能被它乱了阵脚呢?"

李某:"您说得没错,我要控制好自己的情绪。"

我:"您上课的时候一定很受小朋友们欢迎吧?"

李某:"嗯,真的是呢!在学校的时候,小朋友们看到我就像看到了朋友一样,都很开心。有的小朋友闹情绪了,我也能很耐心地安抚他。家长们也经常询问我一些育儿知识,我也很乐意解答他们的疑问。"

我:"您真的很优秀。"

李某:"这些都是多年以来我不断学习总结出来的,不知道下了多少工夫,觉得那时候的自己像个女超人一样!我真想去看看小朋友们啊,本以为住个2天就可以出院,然后继续上课,我连课都备好了!结果这一住就是5天,现在还不能出院,我住得越久就越怕孩子是不是有什么问题……"

我:"嗯,您在工作上的这种钻研精神很值得我学习。我也理解保胎阶段的确很熬人,因为您不知道保胎的结果到底是什么。但是从目前的情况来看,您的未来还是乐观的呀。

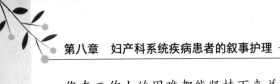

您在工作上的困难都能坚持下来并且挺过去,这次也一定可以的。"

李某:"真的吗? 我的情况比之前好吗?"

问题解构详见表8-14-2。

表8-14-2　问题解构

贡献	影响
学生对她的影响	不断学习、总结新知识
她通过学生形成的身份认同	像朋友
她对学生家长的影响	获得有效的育儿方法

4. 问题改写

我:"您现在的出血量和入院时比有什么变化吗?"

李某:"比之前要少很多了,现在只有一点点了。"

我:"嗯。其实这也是好消息啊,说明现在您的情况已经比之前稳定了,我们做的努力都是有用的,对吧?"

李某:"这么想的话,是的呢,比入院时好多了。"

我:"那您现在应该怎么去面对这个'敌人'呢?"

李某:"放轻松,不要太紧张。"

我:"对,还有呢?"

李某:"要有信心和耐心,积极配合你们的治疗,不再急躁。当初工作上的困难我都一步一步走下来了,这次我和孩子两个人有双倍的力量,我们一定可以跨过这道坎的。"

问题改写详见表8-14-3。

表8-14-3　问题改写

时间	行为蓝图	认知蓝图
很久以前	不断学习积累	刻苦钻研
过去	优秀教师	能力强
最近	保守治疗	有好转

时间	行为蓝图	认知蓝图
现在	焦虑不安	自责没保护好孩子
未来	顺利出院	配合治疗,调整心态

5. 外部见证人

我:"您能这么想真是太好了,我如果遇到这种情况可能还没您坚强呢。这样吧,我们做个约定。每当您担心焦虑的时候就看看书,这难道不比您和人吵架要好吗?"

李某:"嗯,好的。"

我:"不过在这之前,我们先一起去和您发生过矛盾的人道个歉吧,好不好?"

李某:"好的,我其实也不是故意要和他们吵架的,只是我看到他们欢乐的样子,心里很不是滋味,情绪一下子失控,就……"

我:"您放心吧,大家会理解您的,我们赶紧行动起来吧。"

外部见证人详见表8-14-4。

表8-14-4　外部见证人

阶段	内容
表达	为成为优秀的教师而不断努力
意象	女超人,坚韧、不放弃
共鸣	遇到类似情况可能没您坚强
触动	重振信心,和孩子一起跨过这道坎

6. 治疗文件

书籍。

【患者转归】

当天,同病室的患者说李某已向她们道歉,心情明显开朗多了。2 天后,李某阴道无出血、B 超等各方面检查都正常,顺利出院。

【护理感悟】

本案例中李某因为妊娠晚期未足月发生阴道出血,担心有早产的风险而产生焦虑、恐惧的心理,继而影响了其日常生活和社交活动,并对医疗活动也产生了不信任的心理。通过叙事护理的理念和技术,护士主动进入她的生命故事,陪她同喜同忧,同笑同哭,摸清事情的来龙去脉,在潜移默化的叙说中改写患者的认知,笑对生活的苦难,利于疾病的预后。

第十五节　胎膜早破患者的叙事护理

胎膜早破指胎膜在临产前发生自发性破裂,依据发生的孕周,分足月和未足月,胎膜早破患者的妊娠结局与破膜时的孕周有关,孕周越小,围产儿预后越差。胎膜早破可增加早产、围产儿死亡、宫内感染和产褥感染的发生率。产妇易产生紧张、焦虑情绪,担心胎儿的安危,特别是未足月的产妇心理压力特别大。

【案例介绍】

李某,女性,40 岁,公司高管,家庭条件优越,G_3P_0,孕 37^{+5} 周,结婚 10 年,IVF,成功怀孕,丈夫经商,常年在外。今因阴道排液 4 小时,腹痛 1 小时,出现规则宫缩,宫口开指尖松,急诊来院就诊,后收住入产房。入院时李某极度紧张、恐惧,担心胎儿安危,不断询问我的宝宝怎么样,会不会有生命危险,害怕疼痛,不配合检查治疗。

【叙事护理】

1. 叙说故事

第 2 天,护士巡视病房,见李某一副忧心忡忡的样子,偷偷地流着泪,护士便来到李某床前,一边轻轻地抚摸李某的背,一边小心翼翼地询问她:"李姐,您怎么了,为什么哭呀?您是否有什么心事,和我说说,看我可不可以帮助您解决。"

李某:"我的这个宝宝来得太不容易了,刚结婚时为了事业放弃要孩子,年纪大了想要总是怀不上,做了3次试管才成功,我吃了很多的苦,受了很多的罪,每天打针打得身上都像筛子,用的药都让我有提前进入更年期的感觉,脾气也不是很好,常和我丈夫吵架,我和他的关系也没从前那么好。他常年在外经商,对我的关心、照顾也不多,我觉得自己有时很孤单、很无助,我都没信心能把孩子生出来,我年纪又这么大,很担心生孩子没有力气,更担心宝宝会有什么意外发生。"

2. 问题外化

我:"您现在感觉怎么样?您能描述一下这种感觉像什么吗?"

李某:"我觉得就是紧张、害怕,感觉自己像是独自站在了悬崖边,随时会有危险。我的宝宝来之不易,现在胎膜破了宝宝会不会有生命危险,生孩子会不会很痛,给我查子宫口的痛我觉得都无法忍受,后面的宫缩痛我怎么度过。我的老公工作很忙,平时对我关心很少,有了孩子我该怎么办?"

问题外化详见表8-15-1。

表8-15-1 问题外化

步骤	内容
问题命名	紧张、害怕、没依靠
询问影响	丈夫关心太少
评估影响	对自己生孩子没信心
论证评估	希望宝宝健康

3. 问题解构

我:"我能理解您的心情,听说您是位女高管呀,那您一定很优秀吧?"

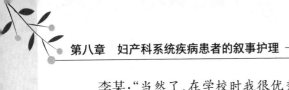

李某:"当然了,在学校时我很优秀的,我年年做班长、学生会主席。工作上我的能力也很强,刚去公司工作,就是个小职员,通过我多年的努力,现在已经做到公司的项目经理了,业绩上也都是名列前茅。"

我:"那真的很棒啊,这次为了生宝宝也是很努力吧?"

李某:"是的啊,为了生孩子我做了3次试管婴儿,现在想想还是觉得自己挺勇敢的,这么苦的事我都扛下来了。"

我:"对呀! 这样一想您害怕生产痛吗?"

李某:"生产痛我可以经受住的,对吗? 我不太自信,可能我太小瞧自己的能力了。女人生孩子是天生的本领,别人能做到的相信我也能做到。工作上我很优秀,生孩子我肯定也不会比别人差,我可以的。"

我:"对喽,您这么想就对了,勇敢点,我相信您可以的。"

问题解构详见表8-15-2。

表8-15-2　问题解构

能力	影响
勇敢	做了3次试管婴儿
认真	学习成绩优异
优秀	工作名列前茅
努力	从普通的职员奋斗到项目经理

4. 问题改写

我:"生孩子时您可以勇敢点、坚强点,和我们好好配合,您也会做得很好的。"

李某:"好的! 我会尽量配合你们,但我的胎膜破了,羊水一直在流,会不会流光呀?"

我:"不会的,羊水会循环生成的,宝宝的头压在那,也不会一直流的。为了防止脐带脱垂,您最好躺在床上,尽量少下床活动。"

李某:"宝宝在我肚子里会不会缺氧呀?"

我:"我们给您宝宝做监护了,您知道怎样观察羊水颜色吗?"

李某:"我知道,观察垫子上羊水的颜色,有发绿或发黄的颜色和你们说,孕妇学校我上过课的。"

我:"对的,您看您还是知道不少知识的嘛。"

李某:"胎膜破了很长时间,宝宝在我肚子里会不会感染呀?"

我:"我们会监测您的血液相关指标,到一定时间会给您用抗生素预防感染。每天会给您做会阴消毒的,您自己也要经常更换会阴垫,预防细菌感染。"

李某:"哦,好的。开子宫口会很痛吧?我怕我会没力气生,我一个人在产房待着害怕,没信心坚持到底。"

我:"有了规则的宫缩是会很痛的,但是您该开心呀!您知道规则的宫缩是多长时间一次吗?痛持续多长时间呢?"

李某:"5分钟左右一次,持续30秒左右,到后面会越来越短。也会越来越痛的。"

我:"对的!"

李某:"我一个人在产房很害怕。"

我:"您也不要担心一个人在产房,我们有很多助产士陪着您,我们都是您的朋友,您有需要都和我们说,我们会尽最大的能力帮助您。子宫口开了可以让您的丈夫来陪您待产,这样您就不用害怕了!可以增强您的生产信心。"

问题改写详见表8-15-3。

表8-15-3　问题改写

担心	解决
羊水流光	抬高臀部,减少下床活动
胎儿缺氧	行胎心监护,及时观察胎心变化
胎儿感染	应用抗生素预防感染,监测血相关指标
怕痛,没力气	家属陪伴、心理安慰、鼓励加油

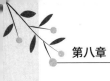 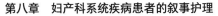

5. 外部见证人

李某:"我丈夫做生意非常忙碌,今天我在家等他从外地赶回来送我到医院的。原来我们的感情很好,他在大学时就追求我了,我们很恩爱的,大学一毕业我们就结婚了。后来各自忙事业就关系有点疏远了,再加上我一直没生孩子,我的婆婆给我和老公压力很大的,为了养孩子,我们常吵架。"

我:"嗯,但看得出您老公很爱您的,把您送来的时候紧张得不得了,现在也在不停地问您的情况。"

李某:"是的,这么多年都是他在顶住婆婆的压力,一句抱怨也没有,就想有个我们自己的宝宝,他也很不容易。"

我:"你们是不是应该好好地谈谈?"

李某:"是的,我应该和他多沟通点,也许会好点。"

我:"生孩子时需要您家属进来陪产吗?"

李某:"当然需要,正好把这段时间的误会解开,让我们恢复到原来的感情。等生完宝宝后我相信我们的感情会好的。"

我:"要不我们约定,后面再痛、再难也要为了宝宝坚持到最后,把宝宝生出来您就胜利了!"

李某:"好的! 谢谢您! 和您聊聊我现在好多了,也不紧张了。我会全力配合你们的,我会坚强勇敢地去迎接宝宝的出生。"

我:"不用客气,我们会一直陪着您的,和您一起见证您宝宝来临的幸福时刻。加油!"

李某:"好的! 为了我宝宝,我会坚强、勇敢、努力的!"

外部见证人详见表 8-15-4。

表 8-15-4 外部见证人

阶段	内容
表达	丈夫工作忙,照顾不到自己
意象	婆婆给的压力大
共鸣	生宝宝很痛,胎膜早破担心宝宝健康
触动	坚强、勇敢地迎接宝宝的出生

6. 治疗文件

书籍。

【患者转归】

1天后,她丈夫问我:"您说了啥？她现在心情好很多了!"从护士口中得知,她积极配合检查,还主动沟通自己的感受;从产房其他产妇口中得知,她经常参与大家的互动交流,分享待产的感受。2天后她成功顺产分娩一女婴,恢复良好,顺利出院。

【护理感悟】

本例中孕妇陷入胎膜早破,担心胎儿安危,情绪紧张、焦虑。通过叙事护理引入胎膜早破知识的健康宣教,打消孕妇担心胎儿安危的情绪。引导孕妇回忆幸福生活,从而让孕妇对未来生活的憧憬战胜紧张、害怕的心理。在叙事护理中,见证孕妇在整个生产过程中的情绪转变,从紧张、担心、害怕到信心满满、坚强勇敢地顺产,事情向好的方面发展,是见证自己神圣职业的特别意义。

第十六节　胎儿窘迫患者的叙事护理

胎儿窘迫是由孕妇、胎儿或胎盘的各种高危因素引起的胎儿在子宫内缺氧和酸中毒的情况,表现为胎心率出现异常及一系列代谢和反应改变,严重时危及生命。

新生儿窒息常与胎儿窘迫有关,胎儿窘迫和新生儿窒息都是围产期胎儿死亡及出现神经系统后遗症的重要原因,占围产儿死亡原因的首位。孕晚期要加强监测,及时发现胎儿窘迫,采取有效措施,这对提高妊娠结局非常关键。较多孕妇在胎儿窘迫时会出现紧张、焦虑的情绪,担心宝宝健康,心理压力大。

【案例介绍】

张某,女性,31岁,某公司主管,家庭条件优越,孕39周,G_1P_0,子宫口开大6cm,持续4小时。现因活跃期停滞、胎儿窘迫行剖宫产术。在担心胎儿的情况下,对术后自身的恢复很是担忧,因马上要剖宫产跟自己预想顺产不一样,内心既失望又恐惧。

【叙事护理】

1. 叙说故事

护士来到病房,为张某做剖宫产术前准备,张某一直在询问胎儿的情况,对于孩子的健康状况以及自己术后的恢复很担忧,感觉手足无措。

张某:"我自己身体很健康,即使怀孕期间也坚持锻炼身体,希望自己多动动,生孩子的时候好生一点,同时保持自己的身材。我平时就严格要求自己的生活和学习,做事情就尽力把它做得完美,之前还意志坚定地说自己一定要顺产,在公司和同事也说自己一定要顺产生下宝宝,我自己是不是很没用啊。回公司后,同事们肯定要在背后笑话我、嘲讽我了。现在宝宝胎心不好,又让年迈的父母为我担心。"

2. 问题外化

我:"能描述一下您现在的感受吗?"

张某:"好,我现在就是焦虑、紧张,担心宝宝、担心父母,害怕回公司见同事。就好像自己要喘不过气一样。"

我:"您现在是因为胎心慢而紧张、焦虑吧,担心术后影响宝宝健康?"

张某:"是啊,你们现在说我活跃期停滞、胎儿窘迫要剖宫产,我就害怕宝宝出问题。本来也说要顺产的,公司同事也都在鼓励我顺产,现在顺不了了,就更加紧张,以后怎么面对同事?"

问题外化详见表8-16-1。

表 8-16-1　问题外化

步骤	内容
问题命名	焦虑、紧张,不愿意见同事
询问影响	父母担心
评估影响	不是自己想要的结果
论证评估	想要顺产生下宝宝,宝宝健康

3. 问题解构

我:"我能理解,您很坚强。一定是位自律、优秀的人。"

张某:"嗯,是的。我 23 岁本科毕业,28 岁成为公司主管,在公司上班期间带领大家完成多个公司重大项目,多次获得总公司的嘉奖。不过这也是给逼出来的,家里面的人都很优秀,一直督促着我奋力往前走。我也没有辜负父母的期望,在校期间学习优秀,毕业后工作稳定、业绩优异。"

我:"您觉得在领导眼里您是怎样的人?"

张某:"聪明、能随机应变、能力强吧。"

我:"那您领导应该也很欣赏、重用您。"

张某:"我们领导是一个事业上非常成功的人,经常会拿我成功的经历激励大家,同事们也受益匪浅。"

我:"您对领导有这么大影响呢。"

张某:"嗯,真是的呢! 我本来想着顺产恢复快一点,赶紧回去上班呢。可现在子宫口不开了,胎心也不好。"

我:"不愿见同事和现在担心、焦虑有关吗?"

张某:"应该是,以前上班的时候和同事相处得都还行。现在宝宝胎心不好,要剖宫产,产假延长,想想就焦虑。不过想想同事在我怀孕期间给予我的帮助,我还是幸运的,遇到那么好的同事和领导。"

问题解构详见表 8-16-2。

表8-16-2 问题解构

贡献	影响
学习与工作经历对她的贡献	学习成绩好,工作业绩突出
通过赞许形成的身份认同	聪明、随机应变、有能力,获总公司嘉奖
胎儿窘迫对她的影响	产假延长

4. 问题改写

我:"您真的很幸运,应该开心才对。"

张某:"现在不是我想要的结果,我想不用剖宫产就能生下来!"

我:"能顺产的前提是子宫口开全、宝宝胎心好,要继续坚持吗?"

张某:"不,我整个孕期保持好的心态,一直希望宝宝健康。现在胎心不好,我不想生下宝宝时,宝宝不健康,还会连累父母。"

我:"您不要太担心,现在胎心在不宫缩时可以恢复。已经给您吸氧、左侧卧位,您现在配合我们做术前准备,我们已经通知手术室,师傅很快就会来送您去手术室了。"

张某:"那剖宫产是不是会留下难看的瘢痕呢?"

我:"现在的剖宫产手术都是横切口,伤口缝合都是用的容易吸收的肠线,后期可以很好地恢复。同时一定要注意产后护理,保持伤口和周围皮肤清洁、干爽。保护好手术后刀口的痂。"

张某:"那会很疼吗?我已经快要受不了了,开子宫口太痛了,现在还要经历剖宫产的痛。"

我:"剖宫产时会进行脊椎麻醉,术后您可以选择用镇痛泵的,它是可以缓解您的疼痛的。"

张某:"还是很幸运的,现在医疗技术这么好,我一定坚强地等宝宝出来,不让父母再为我担心。"

我:"宝宝健康出生,您会怎样看待这个生产过程呢?"

张某:"很遗憾没能顺产!但宝宝是健康的就行,结果是好的一切都会变好。"

问题改写详见表8-16-3。

表8-16-3　问题改写

时间	行为蓝图	认知蓝图
很久以前	成绩优异	聪明
过去	多次获总公司嘉奖	能力强
最近	顺产转剖宫产,胎儿胎心不好	幸运、幸福
现在	不愿见同事	怕被嘲笑
未来	生下健康宝宝	不让父母担心

5. 外部见证人

我:"挺好的,那我们约定一下,宝宝出生后,您回病房,麻醉醒后给父母、老公和宝宝一个美丽的微笑。"

张某:"行,我试试。"

我:"您的坚强、勇敢是我应该学习的,现在我的工作和家庭老冲突,都想放弃了。"

张某:"您可别……"

我:"那我也试试,咱俩约定了?"

外部见证人详见表8-16-4。

表8-16-4　外部见证人

阶段	内容
表达	学习优异,工作能力突出
意象	聪明、应变能力强
共鸣	工作与家庭存在冲突,想放弃
触动	勇敢、坚强地面对生活

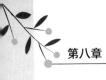

6. 治疗文件

书籍。

【患者转归】

2 天后,她老公问我:"您说了啥? 她那样意志坚定的人都同意剖宫产,而且脸上充满了笑容。"从护士口中知道,她积极配合操作还主动沟通自己的感受;从同病房病友口中知道,她经常参与大家的交流,大家对宝宝以后的照顾及教育都很感兴趣。她的微笑温暖了父母的心,健康的宝宝让她拥抱美好的未来生活。5 天后恢复良好,宝宝和她一起顺利出院。

【护理感悟】

本文中的张某产程中出现活跃期停滞、胎儿窘迫,从而顺产转剖宫产。又由于胎儿窘迫,张某出现心情低落、焦虑、紧张、态度淡漠,不愿与人交流。在叙事护理中,护士发现她生命的"例外事件",改变了认知蓝图,继而让她获得走下去的生命力量。希望此文的叙事护理个案能带给护理工作者、护理管理者更多的启发,让更多的患者获得生命的力量,铺开生命的蓝图。

第十七节　脐带脱垂患者的叙事护理

当脐带脱出于胎先露的下方,经子宫颈进入阴道内,甚至经阴道显露于外阴部,称为脐带脱垂。主要由异常胎先露、胎头浮动、胎膜早破、早产或双胎妊娠等原因导致,脐带脱垂可导致脐带受压,胎儿血供障碍,发生胎儿窘迫甚至危及胎儿生命。

在临床上针对脐带脱垂没有特定的疗法,而是采用紧急剖宫产以最大限度保障母婴安全,提高胎儿成活率。紧急剖宫产会让孕妇产生紧张、焦虑的情绪。

【案例介绍】

王某,女性,28 岁,声乐老师,本科毕业,G_2P_0,孕 40^{+3} 周,家庭条件一般，丈夫经常出差，常年在外，父母身体欠佳。既往有自然流产史一次，一天前 13:10 因阴道排液 2 小时，腹痛 1 小时收入产房。现监测胎心 115~125 次 /min，查子宫口开一指尖，在胎先露前方触及搏动的条索状物，医生告知紧急行剖宫产术。孕妇听到需要紧急行剖宫产术后，产生紧张不安的情绪。在与其家属沟通中突然抑制不住自己的情绪，患者大哭起来。

【叙事护理】

1. 叙说故事

我急忙来到孕妇旁边。说："您现在有什么顾虑吗，可以讲出来？"同时遵医嘱予以术前准备。王某伤心地说道："本来住院的时候还挺开心，想着熬了 10 个月，终于破膜有宫缩了，现在突然告诉我要剖宫产？真是不明白，大家都可以顺产，都好好的，怎么轮到我就不好了呢？"

2. 问题外化

我："是不是心里没有想过剖宫产，所以没有做好准备？"

王某："对啊，我一直都是想着顺产，根本没有考虑过要剖宫产，可我现在连选择的权利都没有。"

我："顺产也只是阴道试产，现在因为脐带脱垂，宝宝需要早点出来，要不然会有一定的风险。宝宝和您的安全才是最重要的，不是吗?!"

王某："您说的我都知道，我也很担心宝宝的安全，也很不安，可我也想有试产的机会啊，为什么别人都没有发生这种事情，偏偏发生在我身上？"说完又开始哭起来。

我拉起她的手，予以安慰："您可以说一下您现在的感受吗？"

王某："看到其他孕妇顺产分娩，我也想努力一下，可是我现在一点机会都没有了，心里就像打翻了五味瓶，自己无能为力，您能理解我的心情吗？"

我："我能理解您的心情，在生活中每个人的人生都有自己独特的经历，我们也可以换一个角度来考虑，也许这是您家宝宝的选择呢？"

王女士抬起头看了看我:"这真的是我家宝宝的选择吗?可这种选择也太冒险了。"

我:"所以我觉得,您家宝宝以后肯定是一个很有想法和冒险精神的孩子。"

王女士破涕为笑:"应该是吧,那就麻烦您帮我准备手术了,脐带脱垂是不是很危险?宝宝会不会有什么问题?"

问题外化详见表8-17-1。

表 8-17-1　问题外化

步骤	内容
问题命名	从未考虑过要剖宫产
询问影响	感觉自己没有选择的权利
评估影响	和自己预期的分娩方式不一样
论证评估	接受分娩方式的改变

3. 问题解构

我:"您看我们的医生一直跪在床上帮您顶着胎头,现在宝宝的胎心监护一直都挺好的,所以别太担心。"

王某:"和我一起产检的孕妇,好几个都顺产生好了。有一个宝宝不太好转到了儿科,我家宝宝会不会也这样?"

我:"我们现在一直在帮您监护着胎心,也紧急联系了手术室,宝宝出来后儿科医生也会进行评估的。"

王某:"嗯,好的,我之所以坚持顺产,并不是因为我不担心宝宝的安全,而是因为爸妈身体不好,不用让父母照看宝宝,不让他们太辛苦,再加上我是声乐老师,顺产对我影响最小,我怕剖宫产会影响我后期的工作。"

我:"我知道您是一名声乐老师,性格和脾气很好,努力、勇敢、有毅力。"

王某:"是的,我一直很坚强、很孝顺,考上了理想的学校,学了自己喜欢的专业,是很多人美慕的对象呢。"

我:"您的人生真的很精彩,相信这次也会是一种不同的经历。"

　　王某:"是啊,怀孕后我比别人更加注意身体、坚持锻炼,保持自己的身材,控制宝宝的大小,就想着能够顺产可以很快就恢复出院,爸妈帮助照看孩子,也可以早点去上班,没想到最后只能剖宫产,啥也做不来,真是急死人了!"

　　我:"我理解这个时候的确很煎熬,但是您的意志力那么好,肯定会恢复得很好的。"

　　王某:"真的吗?"

　　我:"是的,我对您很有信心。"

　　王某:"嗯,我之前自然流产过一次,爸妈在我怀孕的时候就比较担心我和宝宝。自从我怀了宝宝后,我更加体会到了爸妈的不容易,所以这一次我也很焦虑。"

　　我:"对呀,所以咱们更要调整好心态,积极配合我们,不要让叔叔阿姨再担心了。"

　　王女士微笑着点了点头:"嗯,也许这就是生命延续的意义,让我更能体会到父母的不易。"

　　问题解构详见表8-17-2。

表8-17-2　问题解构

贡献	影响
学习、生活经历对她的贡献	学习成绩好,考上理想学校,学习了自己喜欢的专业
通过赞许形成的身份认同	比别人更加注意身体、坚持锻炼、保持身材
剖宫产对她的影响	不能尽早地去上班,不能亲自照看宝宝

4. 问题改写

　　我知道王女士的心结打开了,继续说道:"那您打算怎么跨过眼下这道坎呢?"

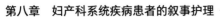

王某:"放轻松,有信心。"

我:"是的,然后呢?"

王某:"眼下我的任务就是配合你们尽快让宝宝安全地出来,父母和老公还在外面等着我和宝宝。我会和宝宝一起加油,继续坚持锻炼身体,早日去工作,早点帮父母分忧!"她说这话时,眼中带着坚强。

问题改写详见表 8-17-3。

表 8-17-3 问题改写

时间	行为蓝图	认知蓝图
很久以前	学习成绩好,很孝顺	坚强、勇敢、有毅力
最近	不想剖宫产,同时担心宝宝安全	理解剖宫产的意义
现在	担心剖宫产恢复太慢	知道恢复的时间
未来	是否会影响后期声乐老师的工作	知道影响并不是很大

5. 外部见证人

我激动地说:"嗯,我也相信您一定可以的,现在我们要去手术了,您做好准备去打赢这场战斗了吗?"

王某:"我已经做好准备了。"

我:"您的坚强和勇敢值得我学习,所以您要加油哦。"

王某:"好的,我一定会努力!"

13:30 行剖宫产分娩一女婴,重 3 210g,评分 10 分,手术后我将宝宝抱到王女士的床旁,她看到我,高兴地说:"谢谢你们,看到宝宝没有异常,我就放心了!"

我:"您真的很棒。"

王女士开心地一笑,说:"对啊,为了宝宝一切都值得。"

我笑着将祝贺卡交给了王女士。

在后续住院期间,王女士非常配合治疗。我们一起为她感到开心。有天她私下拉住我的手,说:"谢谢您那时候对我的关心。"

外部见证人详见表 8-17-4。

表 8-17-4　外部见证人

阶段	内容
表达	为了自己宝宝而努力
意象	坚强、有力量
共鸣	很多事情上您比我优秀很多
触动	坚强面对、积极生活

6. 治疗文件

贺卡。

【患者转归】

一个星期后,经过医生、护士的诊疗、护理及王女士积极的配合,她顺利出院了。

【护理感悟】

孕产妇是一个特殊的群体,从怀孕到分娩的过程,在她们内心世界会经历很多情绪:快乐、痛苦、焦虑、紧张、困惑、担忧。这个内心世界代表了一个自我的小房子里,而这些情绪像一只无形的怪兽潜伏在看不见的角落里,使她们的内心世界失去平衡,更加偏离真正的自我。正如这个故事,我们运用叙事护理的治疗方法,会发现每一个问题的背后都是有故事的,每一个故事都可能被改写的,只要我们带着谦卑、尊重的叙事态度去发现故事中的例外事件,通过外化、解构、改写、撼动自我认同来完成生命的重塑,那故事的结局便是另一番景象。

第十八节　产后出血患者的叙事护理

产后出血(postpartum hemorrhage)系胎儿娩出后 24 小时内

出血量超过 500ml,是分娩期的严重并发症。产后出血在世界范围内都是孕产妇高发病率和高死亡率的主要原因。严重产后出血不仅对孕产妇生理、病理、解剖及内分泌等方面有影响,也会对孕产妇产生远期的心理影响,如持续的恐惧感及濒死感、创伤后应激障碍、性心理障碍等,这些发现提示严重产后出血患者需要长期的随访及关注。

【案例介绍】

张某,女性,33 岁,某重点高中语文教师兼班主任。妊娠期高血压、糖尿病,顺产分娩女婴,总产程出血量约 900ml。患者平素性格争强好胜、追求完美,住院期间情绪低落、焦虑。丈夫因工作原因经常出差,家中琐事由张某操持。

【叙事护理】

1. 叙说故事

早晨,给宝宝洗完澡后,我抱着宝宝来到张某的床边,说道:"您家宝宝分量不一般呀,您看这肉嘟嘟的。嗯,您现在可以自己下床活动了吗?"张某侧身躺着,不看我,可我分明看到了她眼角的泪痕。

张某生产并不算很顺利,产后出血约 900ml。那天顺产回来是我接的她,她身体很虚弱,自己根本没有力气从平车挪到床上。这几天我也总见她躺在床上,无精打采,不愿下床活动。

此时,同事正好来让家属带宝宝去做听力筛查,家属与宝宝离开,病房就剩我与张某。我搬来椅子坐在床边,握着她的手。

2. 问题外化

我:"怎么了? 有什么心事吗? 可以跟我说说吗?"

终于,张某慢慢转过身来,开口说话:"您说,这孩子是不是我的冤家?"

我:"怎么这么说?"

张某:"我怀她真不容易,又是合并高血压,又是合并糖尿病的,孕期经常跟医院打交道,这不都控制得挺好的。本来以为可以顺利卸货,早点投入工作中去,谁知道偏偏又产后出血。我的学生还有半年就要高考了,他们需要我,我的家庭也需要我,可是我现在什么也做不了,只能躺在病床上,这都输了两次血了,血红蛋白还是低,总是很疲倦。您看跟我同一天生的都出院了,而我呢,为什么我的身体这么虚弱?"

我明显能够感觉到她内心的失落。

我:"您能描述一下现在的感觉吗?"

张某:"我现在感觉自己就像泄了气的气球,很想很想往远处、高处飞,可是却不受控制,就这么扑腾两下,等气全放完了,也就这么随意地停在一个地方。"

我:"我知道您现在感觉很难受,是吗?"

张某:"是的,我觉得我已经不是之前的自己了,哪怕简单的下床活动都感觉心有余而力不足,我很不习惯这样的自己,觉得自己很没用。护士,您说我什么时候可以恢复呀?"

问题外化详见表8-18-1。

表8-18-1 问题外化

步骤	内容
问题命名	无精打采,不愿下床活动
询问影响	血红蛋白低,感到疲倦
评估影响	下床活动心有余而力不足
论证评估	希望身体恢复

3. 问题解构

我:"我能理解您,初中时我特别喜欢跑步,体育老师就让我练短跑,成绩一直也不错,还获得过好几次校内比赛第一名呢。不过有一次热身没做好,训练前摔了一跤,脚崴了,还挺严重的,那次校运动会也没能参加,再加上临近中考,我就放弃了这项我热爱的运动。可是您看,您现在只是身体没恢复,等身体恢复了,您就能很快回到您热爱的岗位上。我听说您从小到大一直很厉害呢,对吧?"

张某:"对的,我从小就成绩优异,大学期间奖学金一次也没落下,一直都是同辈中的佼佼者,参加工作以来也多次获得省优秀教师称号,我的学生很多都考进了重点大学,他们还经常回学校来看我,跟我分享大学里的趣事。"

我:"您真的很棒唉! 能深受学生的喜爱,真的很难得。"

张某:"因为我热爱教师这个行业呀,我一直都能把家庭还有工作管理得井井有条,原本想生完孩子就能很快回归工作,我都跟学生约定好了,生完孩子就回到他们身边,与他们一起迎接高考。可是我现在身体虚弱,哪怕下床也都没有力气,高考日益临近,真是急死人了!"

我:"可是您的身体在慢慢恢复啊,您不知道您从产房刚出来的样子有多吓人,脸上都没什么血色。通过这几天输血、补液,您这状态啊,明显好多了。"

张某:"我不想一直躺在床上,好想快点回去上课。"

我:"我们也不能一口气吃成胖子啊,要循序渐进,您可以先在床上活动活动,然后自己慢慢增加一些活动量,在床边坐坐,不靠别人的帮助自己起身在床边活动,再慢慢过渡到在房间里活动。也要多吃点,才有力气活动,不是吗?"

张某点点头。不过见她仍有心事的样子,想到刚刚抱宝宝进房间,她都不怎么看,肯定觉得是她的宝宝让她受的这份罪。

我:"还是觉得这个孩子是您的冤家吗?"

张某不好意思说道:"其实啊,怀孕是计划外的,不过我年纪也不小了,所以就留了下来。怀孕初期,正好文理分科后第一次考试,我这个老师比学生们还紧张,经常加班到深夜,又没怎么注意饮食,所以又是合并高血压,合并糖尿病的,这个不能怪孩子。"

我笑道:"那等会儿孩子做完听力筛查回来,我们好好抱抱她,给她多吃母乳,也能帮助您子宫收缩,促进子宫的恢复,这样恶露也会减少,好不好?"

张某终于露出了笑脸,说道:"好!"

问题解构详见表 8-18-2。

表 8-18-2 问题解构

贡献	影响
学习、工作经历对她的贡献	成绩优异,获得优秀教师称号
产后出血对她的影响	不能尽快回到教师这个岗位上

4. 问题改写

我知道张某的心结打开了,接着说:"那接下来打算怎么做呢?"

张某:"我会积极配合医生治疗,不再自怨自艾,其实这两次输完血,我感觉比之前好多了,就是身体还是比较虚弱,平时身体很好,一下子适应不了,我会多下床活动、多进食、多喂奶,我的学生还在学校等我,我要跟他们一起迎接高考!"

问题改写详见表 8-18-3。

表 8-18-3 问题改写

时间	行为蓝图	认知蓝图
过去	成绩好	聪明
现在	担心身体不能恢复	知道身体在慢慢恢复
未来	能否跟学生一起迎接高考	知道要积极配合治疗,自我活动

5. 外部见证人

我高兴地说:"那我们约定,从现在开始积极配合医生的治疗,每天进食富含铁、蛋白质、维生素的食物,如瘦肉、鸡蛋、牛奶、绿叶菜等,自己翻身、自己下床活动,情绪低落时听听音乐放松一下,坚持母乳喂养好不好?"

张某:"好,我会努力的。"

第二天下午,上中班的我来到病房,远远地就看到走廊里那个熟悉的身影,我走过去跟她打招呼:"今天状态很好呀,我就说您肯定可以的!"

张某满脸笑容:"在床上躺了这么多天,今天终于可以自己下床活动了,还真的挺开心的。护士,谢谢您!"

外部见证人详见表8-18-4。

表8-18-4　外部见证人

阶段	内容
表达	工作与家庭想要同时兼得
意象	同辈者中的佼佼者,受学生喜爱
共鸣	放弃了自己热爱的运动
触动	积极配合,不被眼前的困难击败

6. 治疗文件

书籍。

【患者转归】

张某积极配合医生治疗。走廊里行走着的张某,虽然行走较缓慢,但往前走的每一步都很坚定。产后七天,患者血压、血红蛋白正常,全身症状改善,生活自理,恢复良好,顺利出院。

【护理感悟】

每一个个体都是独特的,都有自己不同的生命故事,叙事护理就是倾听他们的故事,改写生命脚本。叙事护理的过程其实是各种技术穿插其中的,有时候浑然一体,并不觉得生分,没有单一固定的叙事护理模式,技术也只是用来帮助患者透过苦楚,重塑生命脚本的。叙事重要的是态度,是对患者的温情。

本例中,张某本想马上恢复,履行与学生的约定,马上回到教师岗位上,与学生一起迎接高考,却在生产中出血较多,身体虚弱、焦虑、情绪低落,感觉自己很没用。通过叙事护理的理念和技术,我主动进入她的生命故事,发现她生命中的"例外故事",在现在、过去、未来中反复穿梭,不断改写她的认知蓝图,最终发生行为的改变。

每个人都有自己生命的闪光点,在人生的困顿中,这些闪光点的意义尤其特殊,它能释放出正能量,改写现在经历的苦难。

叙事没有对错,只要愿意去做,不要拘泥于技巧,重要的是态度。叙事护理看起来似乎只是在闲聊,不同的是在这种讲故事中,让患者获得了生命的力量。本文中的患者孕期存在多种合并症、产后出血、恢复缓慢、自我怀疑,而在叙事中,护士发现她生命的"例外事件",改变了认知蓝图,继而让她重获战胜困难的信心。叙事的语言是一种生命的语言,每个人生命的语言不一样,获得的力量也不一样。希望此文的叙事护理个案能带给护理工作者、护理管理者更多的启发,让更多的患者获得坚强的力量,铺开生命的蓝图。

第十九节　产褥感染患者的叙事护理

产褥感染是产妇分娩时及产褥期生殖道受病原体感染引起局部和全身的炎症变化。发病率约为 6%,是产妇分娩死亡的重要原因之一。其主要临床表现为产后发热、切口感染、子宫体压痛等,此时产妇容易出现情绪沮丧、焦虑不安、失眠、食欲缺乏和记忆力减退等情况。

【案例介绍】

陈某,女性,30 岁,某舞蹈团首席舞蹈演员。孕期患有细菌性阴道病,顺产分娩一女婴,行左侧会阴侧切术 + 会阴伤口缝合术,第 3 天体温 38.9℃,会阴部恶露有异味,侧切伤口红肿。患者平时性格争强好胜,婆媳关系欠佳,住院期间焦虑紧张、闷闷不乐,对医生、护士缺乏信任。

【叙事护理】

1. 叙说故事

一天,责任护士来到陈某床前,打算为其进行静脉输液,但是陈某一直低着头,不搭理护士。在护士的耐心询问下,陈某向护士倾诉了自己内心的困扰。

陈某:"我本来很开心的,熬了 10 个月,终于可以平平安安地卸货了,我就想着赶紧恢复身材,投入工作中去。这段时间我感觉像被朋友、同事抛弃了一样,和社会都脱节了。可是现在什么也做不了了,只能躺在病床上接受治疗,连下地走路都需要别人扶着,心里很失落。"

2. 问题外化

我:"我知道您现在感觉心里很难过,是吗?"

陈某:"是的,我觉得我现在已经不是我自己了,什么都变了。"

我:"您能具体描述一下这种感觉像什么吗?"

陈某:"我感觉自己就像是一只被关在笼中的金丝雀。"

我:"能说说为什么会有这种感觉吗?"

陈某:"我想出去,想自由自在地享受舞台,可是现在却被这个疾病无情地禁锢起来了,任我扑断翅膀、喊破喉咙也无济于事,就像是在笼中撞得头破血流的金丝雀一样,蓝天近在眼前也远在天边,看得见却无法拥抱。"

问题外化详见表 8-19-1。

表 8-19-1　问题外化

步骤	内容
问题命名	失去自我
询问影响	失落、被抛弃
评估影响	和自己预期结果不一样
论证评估	想恢复怀孕以前的生活

3. 问题解构

我："我能理解,这种感觉一定非常不好受。我听您妈妈说您从小就很棒,能跟我分享一下吗?"

陈某："我妈又在到处夸我了,我都不好意思了。其实我从3岁开始就学习舞蹈了,7岁开始参加各种比赛,帮我们舞蹈团获得了很多奖杯,还上过电视呢,爸爸妈妈一直都为我骄傲。"

我："好佩服您哦,您怎么这么厉害呢?"

陈某："那是因为我热爱跳舞啊,原本想生完孩子就能继续我的梦想,凭着这个盼头我才熬过了这10个月,就想能早日回归舞台。可是现在会阴伤口红、肿、疼痛,连续高烧,连日常生活都得靠父母帮助,别人生孩子也没有这么糟糕啊,我觉得自己好没用啊,复出更是遥遥无期,大家肯定都把我忘了。"

我："那跳舞的这些年您觉得快乐吗?"

陈某："当然快乐啊,我享受跳舞、享受舞台,为此不管付出多少努力都愿意。"

我："当初您心里一定很纠结吧,是梦想还是孩子。"

陈某："是啊,我就是不想让父母为难,我婆婆因为我不想生孩子不知道唠叨了多少遍。"

我："那您觉得在您跳舞的这些年里,遇到过的最大的困难是什么呢?"

陈某："是坚持吧,日复一日,年复一年,不知道付出了多少努力,流了多少汗水,摔了多少跟头,磨破了多少双鞋子。但这些我都不怕,因为我知道只要满怀希望就会所向披靡。"

我："是啊,那您还怕什么,担忧什么呢?这次生病的经历也只会成为您前进路上的垫脚石而已。"

陈某："可能等我以后回想这段经历的时候会觉得自己很傻,但现在就是觉得像陷在沼泽里一样,怎么爬也爬不起来,好难啊。"

我："那您觉得是现在更难还是以前更难?"

陈某："仔细想想确实是以前更难,难怪大家总说没有对比就没有伤害。好吧,十几年的舞蹈经历,纷纷扰扰都过来了,我不能被眼前这点小小的困难打倒,我一定要振作起来,大不了从头再来呗。"

问题解构详见表8-19-2。

表8-19-2　问题解构

困难	感受
身体因素	无奈、失落
面临选择	不想父母为难
舞蹈经历	贵在坚持、收获快乐
前后对比	不再畏惧,大不了从头再来

4. 问题改写

我:"您能有从头再来的勇气,真的太好了。那您觉得怎样才能克服眼前这些困难?"

陈某:"改变现状,重新开始。"

我:"怎么开始呢?放弃舞蹈?改变方向?"

陈某:"不,我要调整心态,不能再怨天尤人、自怨自艾,积极配合医生治疗,努力复健。以前学舞蹈时肯努力、能吃苦,小有成绩。我现在继续坚持,依旧不怕困难,打败发热、产褥感染。"

我:"即使恢复缓慢,不能回到以前的身体状态,也不怕吗?"

陈某:"不怕,只要坚持不懈,我相信一定能看到胜利的曙光,这点我有经验,不是吗?"

我:"是的。您真的太棒了,您有什么话想要对这段时间的自己说吗?"

陈某:"我想说人生没有谁是一帆风顺的,我们不止现在会遇到困难,以后也会遇到,不要害怕,无论什么时候都要看向前方,做一只打不倒的'小强'。"

我:"您真的很坚强,有没有想好以后要怎么生活呢?"

陈某:"我要好好珍惜每一天,更加热爱生活,热爱身边的人,包括我婆婆。"

问题改写详见表 8-19-3。

表 8-19-3　问题改写

时间	行为蓝图	认知蓝图
过去	当上首席舞蹈演员	肯努力、不怕吃苦
最近	怀孕	熬过这段时间
现在	产褥感染	失落、闷闷不乐
未来	配合治疗，努力复健	热爱生活，热爱身边的人和事物

5. 外部见证人

我："那我们约定，从现在开始积极配合医生的治疗，不要说丧气话，也不要叹气，每天下床锻炼，并且要比前一天多活动 1 小时，同时坚持母乳喂养。"

陈某："好，就这么决定了，我一定可以做到的。"

我："您的坚强真值得我学习，我也要战胜工作和生活中的任何困难。"

第 2 天，我来到病房，患者婆婆把我拉到一边悄悄地问："护士，您跟她说什么了？她现在愿意下床活动了，今天在走廊里走了好几圈呢，也愿意和我好好说话了。"

陈某："护士，今天我下床去走廊里走了好几圈呢，你们走廊上的知识可真多啊，什么新生儿抚触啊，顺产后吃些什么呀，怎么活动啊，我全拿手机拍下来了，一定要好好研究研究。还有您看，今天中午食堂送的月子餐我全吃了呢，还挺好吃的，以前为了保持身材不能吃，现在趁这段时间刚好可以享受一下美食，真幸福啊！"

我："您真的太厉害了，才一天不见，就跟换了个人似的，我现在对您充满了信心。"

外部见证人详见表 8-19-4。

表 8-19-4 外部见证人

阶段	内容
表达	为了自己的梦想努力付出
意象	打不倒的"小强"
共鸣	理解对舞台的渴望
触动	坚持梦想,不被眼前的困难击败

6. 治疗文件

书籍。

【患者转归】

从医生口中知道,她积极配合治疗、努力复健,主动沟通自己的感受;从同病房病友口中知道,她经常参与大家的交流。她又恢复了以前的样子,不仅如此,还比以前更加热爱梦想、热爱生活了呢。产后 5 天,患者体温正常,血常规指标正常,恢复良好,顺利出院。

【护理感悟】

每一个个体都是独特的,都有自己不同的生命故事,叙事护理就是倾听他们的故事,改写生命脚本。叙事护理的过程其实是各种技术穿插其中的,有时候浑然一体,并不觉得生分,没有单一固定的叙事护理模式,技术也只是用来帮助患者透过苦楚,重塑生命脚本的。叙事重要的是态度,是对患者的温情。

本例中,陈某本想马上恢复身材,投入热爱的舞蹈工作,却患上产褥感染,复出时间延后,心里失落、闷闷不乐,不肯下床活动,感觉自己很没用,被朋友、同事抛弃了。通过叙事护理的理念和技术,我主动进入她的生命故事,发现她生命中的"例外故事",在现在、过去、未来中反复穿梭,不断改写她的认知蓝图,最终发生行为的改变。

每个人都有自己生命的闪光点,在人生的困顿中,这些闪光点的意义尤其特殊,它能释放出正能量,改写现在经历的苦难。希望此文的叙事护理个案能带给护理工作者、护理管理者更多的启发,让更多的患者获得生命的力量,铺开生命的蓝图。